U0056199

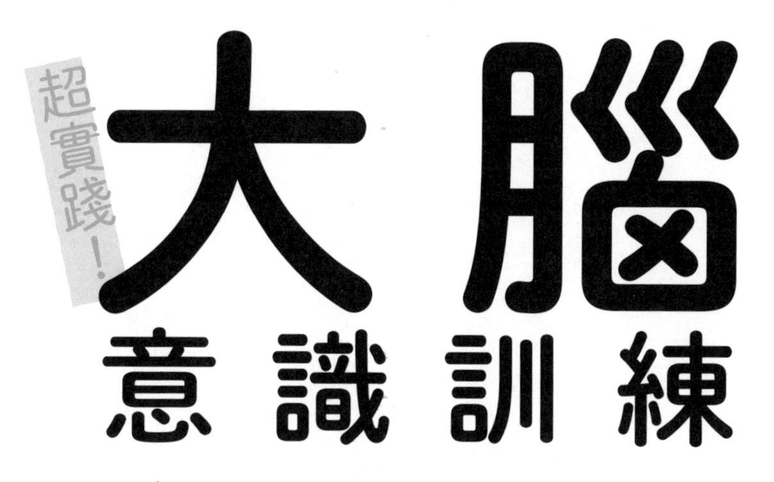

超實踐！大腦意識訓練

科學式冥想打開你的潛能開關，
戰勝煩惱、提升自信&適應力！

加藤俊德／著　曹茹蘋／譯

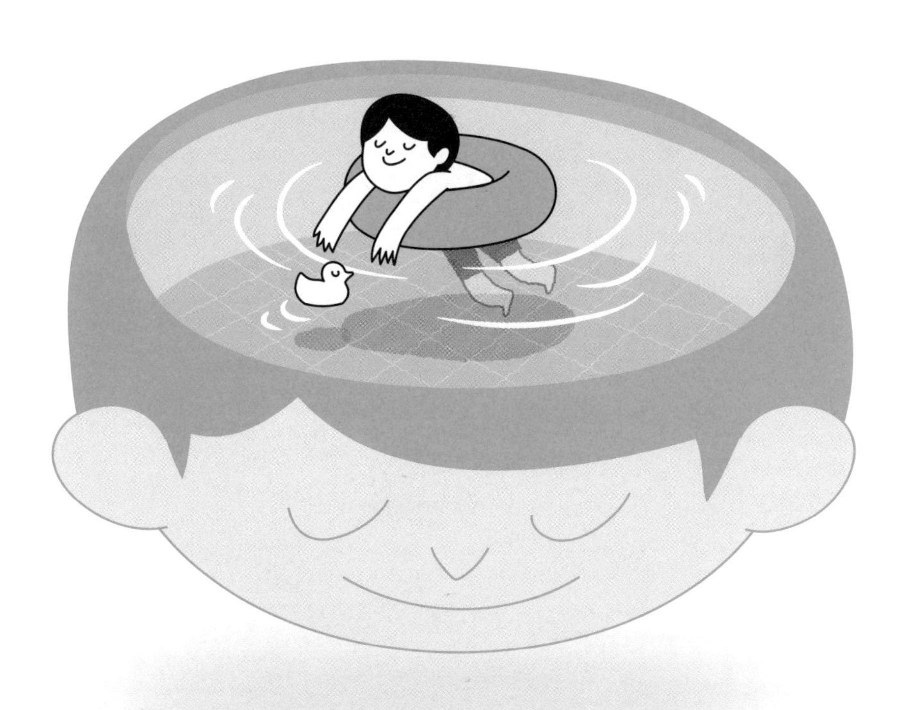

前言

大腦是可以改變的！

截至今日，我已看過上萬人的腦。

我透過「腦部影像（ＭＲＩ造影）」來觀察「腦內」，藉此診斷從幼兒到高齡者各種年齡層患者的腦部狀態，然後進行治療。

20年前，我發現人的腦中有8個「腦區」。

以醫師身分進行診療的同時，我為了將大腦的可能性發揮至極致，於是設立了「大腦學校」，將從腦部影像得到的許多資料運用在診療上。

詳細分析每一個人的「腦內」，不僅可以觀察出大腦的健康狀態、發展障礙等症狀，甚至還能看出每個人的能力和個性。只要觀察大腦，連造成那個人產生某種煩惱或自卑感的原因都能清楚知道。

大腦是非常不可思議的器官，無論到了幾歲，依舊會隨著使用而逐漸產生變化。換句話說，人是可以憑藉自身意志改變大腦的。

什麼都不會的我遇見了「冥想」

現在的我雖然寫了好幾本書，也以腦神經內科醫師的身分積極地替病患看診，可是其實小時候，我是個時常發呆、動也不動，讓父母和老師非常擔心的孩子。

從小我就深受自卑感折磨，度過了極度壓抑的青春時期。各式各樣的煩惱不斷地在我心底徘徊，不如意的人生讓我始終悶悶不樂、鬱鬱寡歡。

為了設法解決這一點，我曾經嘗試過許多方法。像是求助心理學、大量閱讀哲學書籍，有時還會進行斷食，或是坐在瀑布底下任水拍打，甚至還曾經沉迷於神佛修行。

可是到頭來，我卻沒有得到我所需要的答案。煩悶的心情非但沒有消失，反而感覺更加深我內心的陰暗程度了。

那樣的我會立志考上醫學系、成為醫生，並且特別專注於研究「腦科學」，是因為我遇見了在腦科學觀點下的「冥想」。

我稱之為「腦科學式冥想」，而這簡單地來說，就是「改變大腦」的冥想，也是透過控制大腦的使用方式來改變意識的方法。

大腦是可以被控制的嗎？應該有人會這麼懷疑吧。

不過，我可以篤定地告訴大家「可以」。

這是我在遇見ＭＲＩ（磁振造影）後開發出大腦枝狀影像法，以及發現ｆＮＩＲＳ（功能性近紅外光譜）法後發明出氧氣交換（ＣＯＥ）計測法等科學新技術之後，所引導出的答案。

大腦改變，心情改變，人生也隨之變得不同！

我所提倡的「腦科學式冥想」總括來說，就是**集中地讓大腦活化和休息**。

大腦裡有「腦區」，而每個分區都各自有著不同的功能。這個冥想法的目的，是憑藉自身意志去決定使用或不使用大腦的哪個部分，讓我們能夠自由自在地控制如何使用自己的腦區。

我本身因為實踐這個冥想法，對世界的看法整個都改變了。

我對自己眼前所見的人事物的看法，都明顯變得與以往不同。過去充斥內心的煩悶情緒逐漸散去，做起事來也開始對自己有了信心。

僅需花上一分鐘到數分鐘，隨時隨地都能進行的冥想。我在經過長年的親身實踐後確定有效，於是也請患者嘗試看看，結果效果很快就顯現出來了。

任誰都能做到的簡單冥想不僅能改變大腦、改變心情，甚至能讓人生隨之變得不同。正因為我自己從中獲益良多，才希望有更多人知道並將這個冥想法運用在生活中。

冥想和「大腦」有著密切關係

過去只要提到「冥想」，人們都會將其視為與「心」深層連結的行為。

認為這是用來解放心靈、減緩不安和壓力、產生正面思考的一種「調節精神的方法」。

這確實是人們常用的手法之一，只要「閉上眼睛，專注呼吸」進行冥想，心情便會很神奇地平靜下來，整個人有種煥然一新的感覺。

可是，冥想究竟為什麼會讓人感覺煥然一新、得到放鬆呢？還有，冥想時之所以特別注重呼吸，又是什麼原因呢？

所有答案都在「大腦」中。

約莫40年前，哈佛大學醫療中心的赫伯・班森（Herbert Benson）博士等人發表了一項研究報告，認為「冥想所帶來的放鬆效果，對於治療身心症狀具有效果」。

透過冥想之所以能夠獲得放鬆效果，是因為人使用大腦的方式讓自己能夠得到放鬆。將意識專注在呼吸上、不去思考別的事情，正是進入世人所謂的「無心」狀態，也是正念療法中所說的「將意識放在當下」，而這樣的狀態可以說就是「只活動一部分的大腦，讓其他部分休息」。

然後「呼吸」這件事情，能夠充分供應人體大腦神經細胞運作所需要的「氧氣」。由於讓大腦「停止不必要的運作」，可以讓氧氣充分遍布整個大腦內部，因此大腦會漸漸產生改變。原本疲倦的大腦會從疲勞中恢復，變得神清氣爽；即便是不覺得疲倦的健康大腦，也會變得能夠專心投入在事物中。結果最終得到工作效率提高、專注力提升的效果。

接下來我將會說明具體的做法，不過「改變大腦」這件事情其實意外地簡單。比方說「拉長呼吸」、想像特定的事物，或是將意識轉向極大、極小的世界等，這些都能夠刻意改變大腦的活動。

只有你能夠改變你的大腦

令人意外的是許多人都沒有發現，其實真正在理解這個世界的是你的「大腦」。你所見到的一切，都是以你的「大腦」為基礎，然後通過視覺、聽覺、觸覺這些腦內路徑，在眺望觀察這個世界。

每個人的腦中都蘊藏著巨大，堪稱無限的可能性。如果你現在抱著「我的人生注定就只有這樣了」的想法自我放棄，那無疑是大錯特錯。因為替你自己踩煞車的，正是你的大腦。

大腦是只要想改變，就確實能夠改變的。更重要的是，只有你才能讓你的大腦變成你所想要的樣子。能夠讓你的大腦清醒過來的，除了你之外沒有別人。

若能透過「腦科學式冥想」學會更加自由地活用大腦，我們就可以按照自己的意思，活出更豐富多彩的人生。

假使你也想要改變自己，想要讓人生變得更輕鬆順遂，想要擁有心中理想的幸福人生。
那麼就開始改變大腦的「超級冥想法」吧。

加藤PLATINA CLINIC院長，腦神經內科醫師
加藤俊德

超實踐！大腦意識訓練　目次

第1章

湧現生存力量的冥想

看待世界的「觀點」改變了，人生變得更精采

第3章 打造不輸給煩惱的大腦

煩惱是「大腦想要前進」的症狀

第4章 在腦中打造「切換開關」的冥想
隨心所欲地控制大腦的開關

終章

腦科學式冥想是不需服藥的治療法

活用腦區的「冥想」治療

序章

腦科學式「冥想」

你還不知道自己的大腦有多少可能性

完全創新，「著眼於大腦」的冥想

本書所介紹的「腦科學式冥想」，可能跟各位心中所想的「冥想」有些不同。

既不需要「閉上眼睛安靜地坐禪」，也不需要「摒除雜念，進入無心狀態」。

「大腦」這個器官裡，存在著在各個區塊分別負責不同工作的「神經細胞」。而腦科學式冥想的做法，就是直接著眼於那些神經細胞。

舉例來說，如果一個人不擅長與他人交談，那麼就刺激與溝通有關的神經細胞。假如想要在工作上獲得更好的成就，就活化有助於提升專注力、強化企劃能力的神經細胞。

各位可能會懷疑「真的有辦法達到那種程度的效果嗎？」不過這並不是宗教、精神世界、心理學之類的方法論，而是我以醫學博士的身分長年從事醫療，苦心鑽研大腦構造30餘年所找出的方法。

看過「腦部影像」就能了解那個人！

我身為腦神經內科醫師，至今使用獨家開發的技術**診斷過上萬人的「腦部影像（MRI造影）」，並依此進行治療**。

身為「大腦學校」的負責人，以及「加藤PLATINA CLINIC」的院長，我每天都在進行大腦相關的診療和指導。

無論是孕婦腹中胎兒的大腦、剛出生幾個月的嬰兒的大腦、年屆100歲的高齡者、或是在世界各地奔波活躍的大企業經營者、日本的代表性運動員、每天都會出現在電視上的人氣藝人、遠離俗世的僧侶、牽動日本未來的政治家……至今，我看過許多活躍於各式各樣領域的人們的「大腦」。

然後，我得知了各種與大腦有關的事實。

第一，每個人的大腦都不一樣。

第二，形塑每個人的性格、才能、個性的是大腦。

最後是只要看過大腦，就能知道那個人「至今過著什麼樣的生活」。

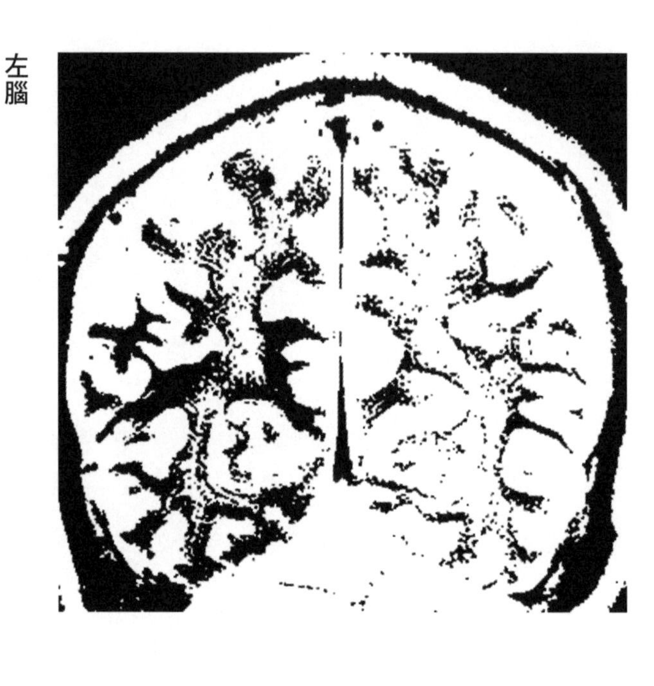

所謂「腦部影像」就像上面的照片一樣，而非常有趣的是只要詳細分析這個「腦部影像」，就能了解到「對方是什麼樣的人」。

這個人擅長什麼？不擅長什麼？是善於交際？還是內向害羞？個性如何？從事何種職業？就連興趣、嗜好、生活習慣，「腦部影像」都會清楚地透露出來。

出現在腦部影像中的「黑色部分」是什麼？

請再看一遍上一頁的「腦部影像」。這是包含了「頂葉」、「顳葉」、「枕葉」的腦部影像的冠狀面。因為看起來就像樹枝向外擴散，所以我將其形容成「大腦的枝狀擴散延伸」。

無論是不是非常聰明的人，大腦都會有「經常使用的地方」和「不常使用的地方」。而這一點，只要看過腦部影像便會一目了然。

比方以上一頁的腦部影像為例，由於「左腦的顳葉、枕葉有被充分使用」，因此**黑色部分大大地延伸擴張**；相反地，因為「右腦沒有被好好地使用」，所以**黑色部分沒能延伸出去，和左腦相比，明顯給人一種蜷縮成一團的印象**。

在成長茁壯的「黑色部分」中，神經細胞會勤奮工作、處理資訊，並且讓大腦的血管通過，同時運送著血液和「氧氣」，整體感覺活力十足。

另一方面，成長不成熟的「非黑色部分」如果在大腦中擴散，就會無法有效率地使用「氧

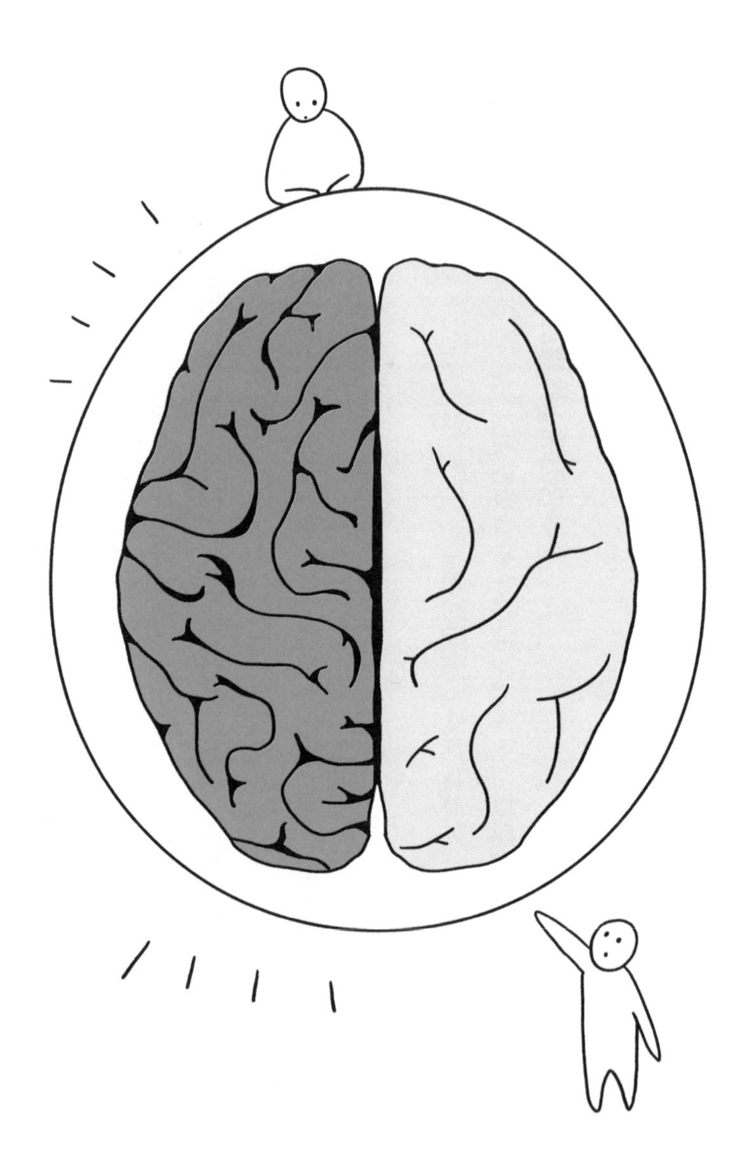

氣」，導致精神狀態變得憂鬱，或是陷入事情發展不如己意之類的狀況。

無論是誰，遇到不順心的事情應該都會感到煩躁吧？而人之所以會有那種情緒，其實是因為「大腦無法應對」的關係。所以，煩躁的情緒可以說是「大腦中有不成熟區塊的證據」。

儘管還是存在著個人差異，然而只要讓大腦好好地成長，並且正確地充分使用，**所有人的大腦應該都能呈現「黑色部分」擴散的狀態，也就是成為「有在充分使用大腦的人」**。

「透過冥想充分使用大腦」，這便是我所提倡的「腦科學式冥想」。

許多人其實只是因為不知道「大腦的使用方法」，才會無法善加運用自己的大腦。

人的大腦具備「適應能力」

說起來，人生就像是由一連串無法預測的事件所組成。

即便想沿著一條道路直線前進，卻一下有障礙物從右邊倒過來，一下又有讓人想摀住耳朵的噪音從左邊傳來。像是充滿魅力的誘惑時不時在眼前閃現，總會有各式各樣的事物在阻擋著我們前進。

但是，要是每次都被那種事情束縛住，很可能會迷失自己真正應該前進的方向，或是到達根本不是自己本來想去的地方。然後，就會變得不知自己身在何處、真正想做的事情是什麼，最後甚至迷失了自我。

人的大腦具備了「**嘗試適應的系統**」。

人之所以能夠適應自然環境的變遷、歲月的流逝，都是拜高度的適應能力所賜。假使大腦沒有適應能力，我們勢必無法在這世界上存活那麼久。

反之，人就是因為有適應能力才會產生「煩惱」，這也是不爭的事實。

大腦無時無刻都在受到影響。世界上充滿了形形色色的新聞，而人能夠透過電視、網路等媒介，持續接收到大量且繁雜的資訊。

關於那些資訊，若是能夠清楚分辨哪些是自己所需要、哪些是不必要的還好，然而現實卻是多數現代人都做不到這一點。

人們將眼睛所見、耳朵所聞，以及人際關係中所產生的感情等所有資訊全數接收，結果卻因為無法處理記憶，使得大腦內部呈現飽和狀態。

另外，大腦具備「適應能力」這件事也代表著我們可能在不知不覺間，被當下的氣氛和氛圍牽著走。

比方說，如果處在一個沒有幹勁的團體裡，就會容易陷入提不起勁的狀態；若是身邊有積極進取的朋友，那麼自己自然而然也會變得比較積極向上。物以類聚這句話，完全就是源自於「大腦的適應能力」。

因為具備適應能力，所以我們能夠改變自己。可是也正因為如此，如果我們不靠自己充分地使用大腦，最終還是只會隨波逐流地度過一生。

倘若不知道「大腦的使用方法」，有可能會為了勉強適應自己不想做的事情而努力，或者在不知不覺間受到他人同化。

然後，像這樣勉強自己去適應，最後只會落得抱頭哀號「本來不應該是這樣的」、「究竟什麼才是真正的我……」的結局。

但是沒關係，我們的大腦有著無限的可能性。**我們可以憑著「自己的意志」，慢慢改變「自己的大腦」。**

感受到「幸福」的是大腦，決定「不幸福」的也是大腦

順帶一提，容易和「大腦」混淆在一起的是「心」。

心是一種很曖昧的東西。會為了一點小事動搖擺盪，還會隨著心情起伏一再產生變動。

人們常說「摒除雜念，進入無心狀態」，可是人真的有辦法進入無心狀態嗎？再說，無心究竟是什麼樣的狀態？是放空腦袋、什麼也不想嗎？

又話說回來，支配你的「心」的到底是什麼？

一般人常以為自己感到沮喪、悲傷、難以忍受的心情，是從自己的「心」產生出來的，但事實上並非如此。

支配心中波瀾的，其實是你的「大腦」。

如果「感受到幸福」的是大腦，那麼決定「不幸福」也是大腦。假使「正面看待事物」的是大腦，那麼「只能負面思考」的同樣也是大腦。

讓我再說得更具體一些吧。你之所以會有「不喜歡那個人」的想法，並不是因為你的心胸狹隘，而是因為「大腦處於無法接受那個人的狀態」，然後「你的大腦因為那個人的資訊而變

得難以運作」。

工作不順利並不是因為能力低落、腦袋不好，而是因為你「沒有好好地運用要用來工作的大腦」。

另外，像是易怒的性格，還有不擅長與人交談的「溝通障礙」也是一樣。甚至連腰痛、肩頸痠痛等身體的問題也都與大腦有關。

所有關於你人生的一切，都是受到你的「大腦」控制。

我認為，如果為了改變人生而試圖改變心態，卻沒有改變「掌控心的大腦」，那麼到頭來還是不會有任何變化。

既然如此，與其努力設法改變曖昧又充滿不確定性的「心」，還不如直接改變自己的「大腦」要來得迅速確實。

我們的大腦有「8大腦區」

聽到「直接著眼於大腦」這句話，各位想必還是一頭霧水吧。

這時扮演重要角色的是「腦區」。

之前我在「前言」中有提到，大腦中存在著在各個區塊分別負責不同工作的「神經細胞」，而那就是「腦區」。

儘管簡單地統稱為「大腦」，但其實大腦並非只有單一區塊。我想大家應該都知道，大腦除了分成「左腦」和「右腦」，還有「額葉」、「頂葉」、「枕葉」、「海馬迴」等各個部位。只不過，要每天實踐「腦科學式冥想」，必須先了解稍微複雜的「大腦構造」。

大腦中有約莫超過1000億個的神經細胞，而其中「負責相同工作的神經細胞」會聚集在同一處。

例如：「掌管記憶的神經細胞」會聚集在海馬迴及其四周，「用來理解的神經細胞」則會集結在頂葉的附近。這些「細胞集團」各自作為據點的場所，我稱之為「**腦區**」。

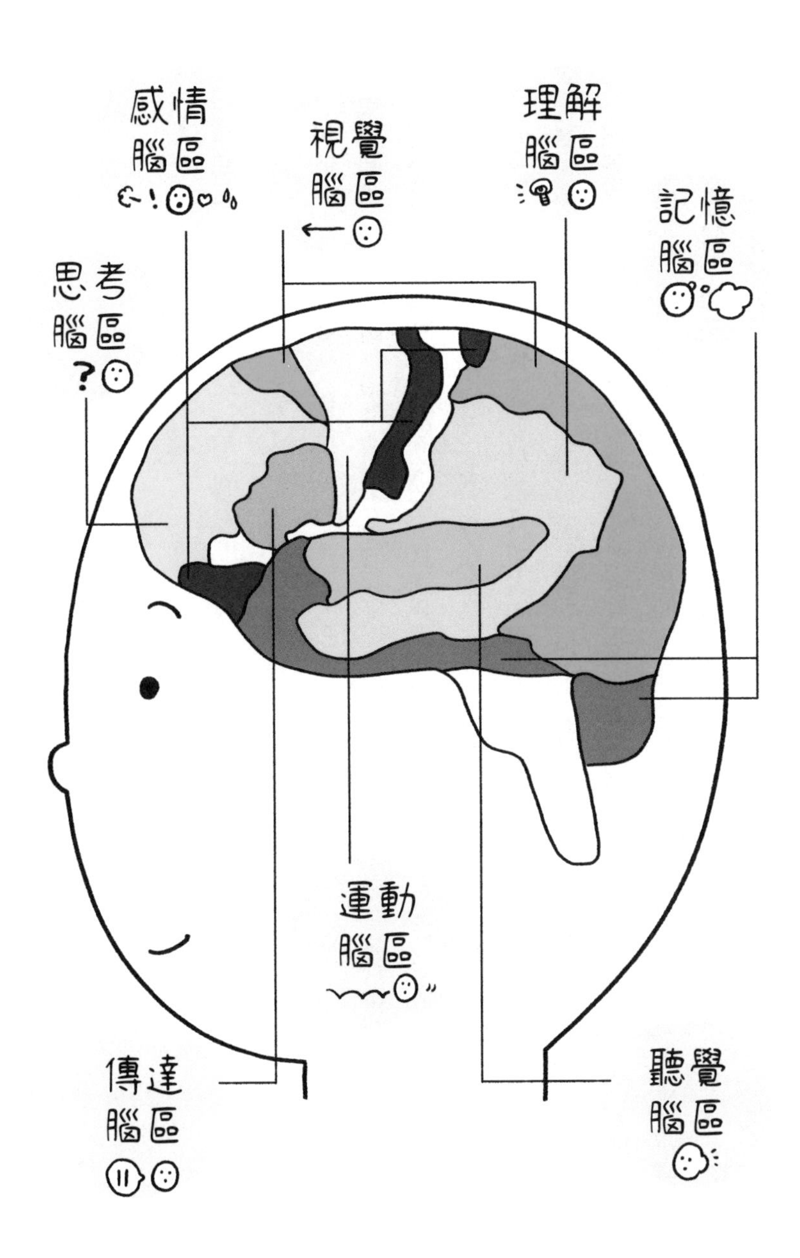
感情
腦區
視覺
腦區
理解
腦區
記憶
腦區
思考
腦區
運動
腦區
傳達
腦區
聽覺
腦區

左腦和右腦本來有各約60個，總計多達120個的腦區，不過我將其依照功能大致分為「8大腦區」。

8大腦區

①記憶腦區　儲存累積每天發生的事情、經驗、資訊的腦區。名為「海馬迴」的器官為其中樞。在某種意義上，是讓人成為獨一無二的自己的核心區塊。在腦科學式冥想中，控制記憶的存取十分重要。

②視覺腦區　收集並儲存眼睛所見資訊的腦區。在腦科學式冥想中具有非常重要的意義。

③感情腦區　與喜怒哀樂有關的腦區。直到死亡為止都會不斷成長，是最不容易衰退的區塊。人會有「煩惱」，原因之一是這裡產生了不平衡。感情腦區位在運動腦區後方，是負責人的感受性和皮膚感覺的地方，也是與人的情感產生連結的感覺腦區。

④思考腦區　從思考、判斷、選擇中產生創意點子的腦區。愈能控制這個腦區，工作處理能力就會愈加提升。

⑤理解腦區　理解進入大腦的資訊，經過整理之後產生直觀想法和點子的腦區。也會判讀當下的氣氛狀況。和無意識的認知過程有關，可透過腦科學式冥想進行強化。

⑥聽覺腦區　與耳朵聽見的話語、聲音有關的腦區。讓聽覺保持清晰也是腦科學式冥想的一大

重點。

⑦傳達腦區 與溝通交流有關的腦區。不只是語言，也會在透過舉止、表情來表現自我情緒時使用到。

⑧運動腦區 活動身體時會使用到的腦區。除了運動外，冥想時進行的呼吸也經常會用到這裡。這是打造活躍動態思維所不可或缺的腦區，即使身體沒有在動，也會負責安排出行動步驟。

「發達的腦區」因人而異

每個人都有「8大腦區」，不過每個人也都各自有「**擅長的腦區**」和「**不擅長的腦區**」。

比方說，擅長為事物迅速做出判斷的人可能就擁有發達的「思考腦區」，而擅長運動的運動員則是「運動腦區」十分發達。

相反地，不擅長那些事情的人，則可以說處於沒有充分利用該腦區的狀態。

我曾說過「看過大腦就能了解那個人」，這是因為每個人的「生活樣貌」都清楚地刻劃在大腦中。

事例① 黑柳徹子的大腦很有個性！

從前我曾在某個電視節目上，有幸見過黑柳徹子女士的「腦部影像」（日本電視台系列中名為《到頭來還是不知道的事》的節目）。

黑柳女士當時儘管已經高齡86歲，說起話來依舊是暢所欲言，語速相當快。而她的大腦中，與說話有關的「傳達腦區」也確實比一般人來得發達，因此能夠迅速理解他人所說的話。

另外，黑柳女士的「思考腦區」的枝狀也擴散得相當漂亮，由此可知她的思緒非常地靈活快速。

事例② 天才！明石家秋刀魚大腦的祕密

另外，我在別的電視節目的企劃中，曾經有機會針對藝人明石家秋刀魚先生的大腦進行評論（２０１９年12月1日，日本電視台系列的《無人知曉的明石家秋刀魚 第5弾》）。

當天的節目內容，是從醫學的觀點來分析明石家秋刀魚先生的大腦，調查「在電視上展現出的驚人表達能力從何而來？」、「秋刀魚先生的哪方面特別優秀？」、「其實適合從事什麼職業？」等問題。

結果發現，秋刀魚先生的「視覺腦區」特別發達。順帶一提，我根據這項結果推斷出明石家秋刀魚先生「比搞笑藝人更適合他的職業」是「畫商」。

儘管所有人都認同黑柳女士和秋刀魚先生擁有足以代表日本的高度表達能力，但是他們除了「傳達腦區」外，也都各自有著其他發達的腦區。

這是因為，像他們這種擁有無可取代的才能和實績的人，會在大腦中培養超乎想像的腦區特徵。

腦區「只要產生意識」就會活化！

假如使用熟練的腦區是「鋪上柏油的平坦道路」，那麼很少使用的腦區就是「只開通到一半而且沒鋪柏油的道路」。

即便想要使用那條崎嶇不平的道路，也會因為路上有太多碎石，凹凹凸凸地很難前進，要不然就是一下就遇到死路。大腦會因為不知道該使用哪個腦區而混亂失序。

這麼一來，煩躁、焦慮、悲傷這些「情感的動搖」便會隨之產生。

任誰都會有心情變得不穩定、精神紊亂的時候，對吧？

從腦科學的角度來看，這並不是「精神迷亂」，而是「**大腦迷失了方向**」。是因為大腦正在煩惱不知道該選擇哪個腦區來使用才好，或是腦區尚未成熟而無法充分運用所引發的狀況。

也就是說，我身為腦科學家所認為的「精神統一」並非「讓心緒集中」，而是「**統一腦區的功能**」。

換言之，除了「了解8大腦區的個性，加以控制並有效運用」之外別無他法。

只要從8大腦區中，「**選出想要使用的特定腦區集中運作**」就好。

比方說，「有意識地打開」欲使用的腦區開關。如果要工作就使用工作所需的腦區，要讀書就使用讀書所需的腦區；當遊戲時間結束、必須開始工作時，就從遊戲切換成工作的腦區。

只要了解腦區的個性，學會明確且自由自在地活用大腦，人生就會變得順遂許多，心情也不會再紛亂不寧了。

冥想需要搭配「呼吸」的3個理由

在「腦科學式冥想」中，「呼吸」非常重要。因為**呼吸對於大腦有著極為重要的意義**。站在腦科學的觀點，呼吸有什麼樣的效果呢？

呼吸的效果① 能夠有效率地將「氧氣」送進大腦

事實上，**大腦的神經活動不可或缺的便是「氧氣」**。

含有氧氣的血液在大腦的血管中流動，將氧氣運送給需要氧氣的神經細胞，進行「氧氣交換（COE）」。唯有氧氣交換順暢進行，大腦才能夠有效率地運作。

反之，假使氧氣交換不順暢，只有血流不斷增加，大腦就會陷入充血的狀態，情緒隨之變得煩躁、不安，或是愁眉不展地煩惱不知該怎麼做才好。由於血壓上升，因此也會連帶對健康狀態造成不良影響。

接下來會講解稍微專業一點的知識。當大腦的枝狀隨著神經細胞活化而逐漸成長，腦中的氧氣會被大量消耗，使得該腦區暫時呈現「極輕度的缺氧狀態」。這一點已透過調查大腦氧氣交換狀態的技術「fNIRS（功能性近紅外光譜）法」進行科學實證，不過一直處於缺氧狀態當然是不行的。

換句話說，想讓大腦的枝狀延伸擴散並且順暢運作，就要「**留意呼吸，好讓身體能夠攝取大量新鮮空氣**」。而這一點，是可以透過有意識地「呼吸」做到的。

讓氧氣遍布全身、產生「氧合作用」，這麼做除了有益大腦運作之外，對於調整身體狀況也十分有效。

呼吸的效果② 能夠「關注自己」

之所以需要有意識地「呼吸」，還有另一個很重要的原因，那就是這麼做「能夠將意識擺在自己身上」。

生活在現代社會裡，人們很容易就會把心思放在別人身上。無論是學校或職場、與家人或朋友之間的人際關係，我們總是在關注自己以外的「外界」，去照顧他人。

可是，**如果只注意自己以外的人事物，會使得「大腦的平衡」變差**。這是因為，人的大腦有「左腦」和「右腦」。

「右腦」負責從周遭環境收集非語言資訊，分析他人；「左腦」負責透過語言操控，來進行自我分析、自我主張。

因此，假使只注意他人而忽視自己，右腦和左腦就會失去平衡。例如說，無法和他人保持適當的距離，或是不知道自己想說什麼、想做什麼，像這樣因為無法控制大腦的平衡而煩惱。

請記得偶爾也要關注自己，好好地照顧自己。

為此，「**放鬆地呼吸**」就腦科學的角度來看，也是一種非常簡單且有效的方法。

呼吸的效果③ 可以重整心情，讓感覺變得清晰

呼吸時，「**刻意改變呼吸次數**」對於重整心情也很有效。

根據我至今診療過許多患者的經驗，只要在日常生活中留心做到「拉長吐氣，緩慢呼吸」，大腦的運作就會變得更加順暢。也就是要刻意地減少呼吸次數。這麼一來，「專注力」和「注意力」就會提高，變得能夠冷靜沉著地處理事務。

另外，藉由拉長吐氣、緩慢呼吸來「**努力減少呼吸次數**」，還可以讓眼睛、耳朵的感覺變得清晰。對此感到懷疑的人請務必實踐看看，屆時你應該會感覺到隨著專注於呼吸，各種感官漸漸變得敏銳起來。即便說「**拉長吐氣，緩慢呼吸**」已經是一種腦科學式的冥想也不為過。

因為透過拉長吐氣、緩慢呼吸，有意識地改變了使用的腦區（也就是從之前所使用的腦區，切換成運動腦區），心情自然也會隨之變得和之前「不同」。

所以，只要在開始讀書之前、會議開始之前、在著手進行什麼重要的事情之前這麼做，就

能夠刺激大腦，調整好心情。

腦科學觀點下正確的「拉長呼吸」方式

讀到現在，我想各位應該都已經明白「呼吸」對於腦科學式冥想的重要性。至於說到該怎樣呼吸比較好，我會建議各位「**拉長呼吸**」。

就腦科學的角度來看非常有效的「拉長呼吸」，做法十分簡單。

首先用鼻子吸氣，再從嘴巴緩緩吐氣。比起深呼吸，建議最好在過程中想著**拉長1次呼吸的時間**。

吸氣時，把手放在腹部的丹田（肚臍下方大約9公分的位置）一帶，充分地吸飽氣讓肚子隆起。

從嘴巴吐氣時，要像是把體內所有空氣都吐出來一樣地縮緊肛門，從肚子將氣息擠出來。訣竅是想像將體內所有骯髒的氣息全部吐出。

完全吐完之後，為了再度吸入新鮮空氣，要從鼻子將氣吸進肚子裡，想像讓丹田向前凸出

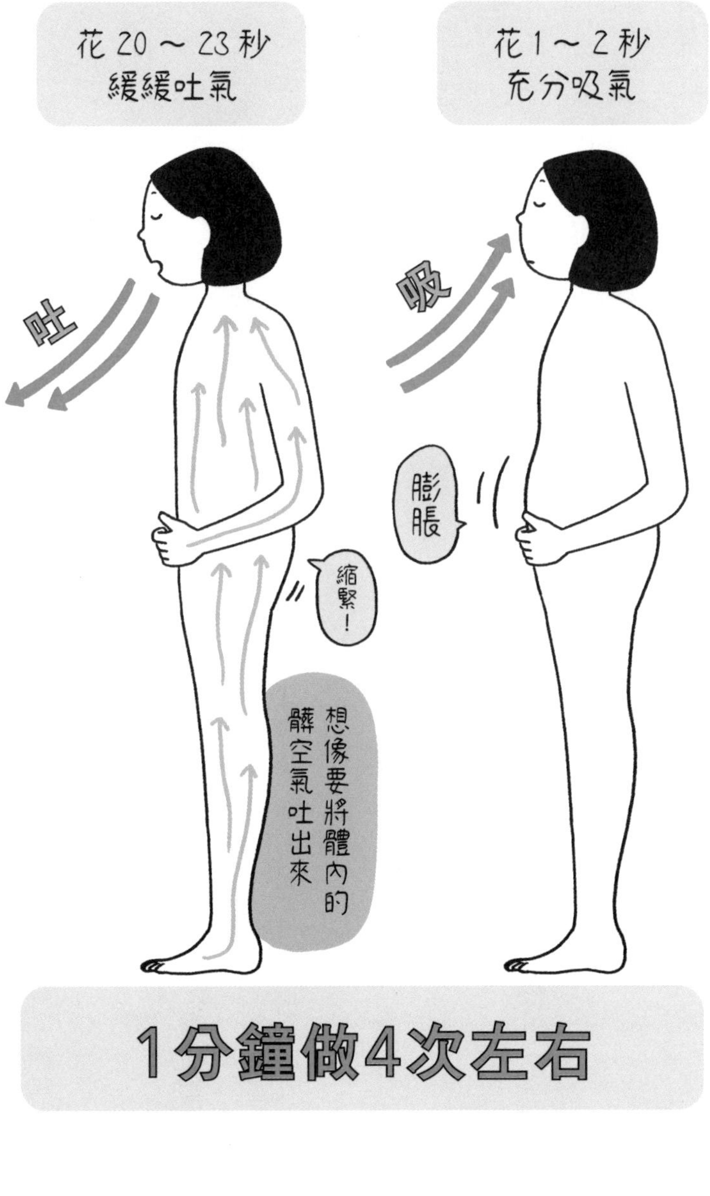

花 20～23 秒
緩緩吐氣

花 1～2 秒
充分吸氣

吐

吸

膨脹

縮緊！

想像要將體內的髒空氣吐出來

1分鐘做4次左右

般吸飽氣息。

請在**1分鐘之內**，重複這個「吸氣、吐氣」的動作**4次左右**。吸氣的時間大約是1秒至2秒，吐氣的時間則要花20~23秒。由於一般的呼吸頻率是「1分鐘大約12次」，因此起初可能會覺得相當困難。一開始光是持續「吸氣、吐氣」1分鐘，就會感覺整個人神清氣爽。之後只要持續練習、漸漸變得熟練了，不只是大腦，就連身體也會開始產生變化。比方說腹部的脂肪減少，逐漸變得緊實有彈性。

例如**早上起床後做1次、晚上睡覺前做1次**，不管什麼時候做都沒關係，總之請務必試著將「拉長呼吸」融入生活之中。

既然各位已經理解腦科學式冥想所需的「8大腦區」和「拉長呼吸」，那麼從下一章開始，就來談談「腦科學式冥想」的具體做法吧。

第1章

湧現生存力量的冥想

看待世界的「觀點」改變了，人生變得更精采

開始吧！提升「視覺力」的冥想

■ **我們總是好像「有在看」，實則卻不然**

接下來我將會介紹「腦科學式冥想」，不過在那之中，我希望各位能夠從運用「視覺力」的冥想開始著手。

說起來，這堪稱是「湧現生存力量的冥想」。是為了讓人活出自我、堅定走出屬於自己的人生的冥想，而其中的關鍵就是「視覺力」。

腦科學觀點下的「看」並不單單只是「映入眼簾」而已，而是「**將映入眼簾的事物當成資訊確實接收**」。

各位可能會覺得這是很簡單的事情，但令人意外的是，實際上現代人卻普遍做不到「看」這件事。

只要站在街角仔細觀察，就會發現許多人手裡拿著手機，耳朵上則是戴著耳罩式耳機在聽音樂。他們的眼神莫名空洞，而且多半都帶著心不在焉的表情在行走，不去關注映入眼簾的事物。

當然，我並不是要各位接收所有映入眼簾的資訊。重點是，要「選擇性」地讓自己所尋求的資訊和事實映入眼簾。

我們可以「選擇」自己所看見的東西。只要控制大腦的使用方式，映入眼簾的東西就會改變，對於事物的看法和印象也會有所不同。

這也就是「所見之物的價值，會隨著你的觀點而改變」的意思。

倘若**能夠以自己的標準去「挑選、觀看」**以往「被迫看見」的事物，就能憑藉自己的價值觀而非他人的價值觀做出判斷。這一點，對於我們生存在這世上是非常重要的。

■為了「察覺」自我所需

培養「視覺力」時，會需要使用到8大腦區之一的「**視覺腦區**」。這是能夠進行觀看、捕捉動作、鑑定等，**將「透過眼睛看見的事物」蓄積在大腦中的腦區**。

眼睛所看見的資訊，會通過從兩眼正後方延伸的視神經，連結至後腦。當我們仰躺時，頭部和枕頭接觸的部分就是「視覺腦區」。

充分使用「視覺腦區」、培養「視覺力」，能夠讓我們更自由地以更遼闊的視野去欣賞這個世界。

視野一旦擴大，接受到的資訊量便會增加，想像力也隨之豐富起來；不僅如此，還能夠提升「覺察力」，開始注意到任誰都容易忽略的事物。

只要憑藉自己的意志去「看」，然後做出「選擇」，就會「察覺」自己所需要的是什麼。而這個「察覺」，正是視覺腦區所帶來最重要的禮物。

資訊永遠都會平等地傳送給每一個人，而能否注意到眼前資訊這一點，將會大大改變你我的人生。

■產生「預感」

充分使用「視覺腦區」，能夠使我們獲得「**看見無形之物的能力**」。聽到我這麼說，各位可能會聯想到靈異方面的事情，但其實不是這樣的。

各位是否有過「感覺到有不好的事情即將發生」的經驗呢？那便是所謂的「預感」。如果說那是一種雖然眼睛看不見，卻能夠「感受到什麼的能力」，或許會比較好理解吧。代表同時發生的巧合的「共時性」，以及類似直覺和靈感的「第六感」，說起來也算是相同的東西。

進行腦科學式冥想，可以鍛鍊「看見無形之物的能力」，也就是「感應能力」。

一旦有了這份能力，就可以預測未來即將發生的事情，或者是為了避免失敗而預做準備。刺激視覺腦區以提高視覺力，讓自己所需要的資訊持續進入大腦、在大腦中不斷累積，能夠使我們產生感應無形之物的能力。

大腦就像是一台「感測器」。

縱使眼睛看不見，大腦還是會感應到無形之物，只是我們本身沒有發現大腦感應到了什麼而已。

■「視覺腦區」是8大腦區的基礎

在腦科學式冥想中，我之所以一開始會先介紹接觸「視覺腦區」的方法，是因為**它和其他7個腦區都有密切關聯**。

我們人會通過「看」進行「記憶」。不僅會根據見到的事物使用「思考腦區」，同時「看」這個行為也會使「感情」產生波動，因此「看」可以說是人產生「行動」的原動力。

所以，充分運用「視覺腦區」也會對其他腦區帶來莫大的影響。

「視覺腦區」是在各個方面都很活躍的腦區，所以我才希望各位從這裡開始進入腦科學式冥想。

請容我在這裡補充一點。希望各位不要對「視力」或「視覺」有障礙的人士，在大腦的

「視覺腦區」這方面產生誤解。

視覺障礙者只是「光線進不來」而已，即便資訊沒有直接進入腦內，但是依然有在使用視覺腦區。在這種情況下，大腦的使用方式，尤其是視覺腦區的使用方式會和一般人不同。因為會打開視覺以外的感覺，強烈地想要去感受這個永遠看不見的世界，所以我認為在某種意義上，視覺障礙者的大腦的「視覺皮層」比視力正常者還要發達許多。

那麼，我們就立刻來進行「腦科學式冥想」吧。

請各位讀完「做法」和「重點」之後，先照著試做看看。關於冥想的效果和意義，請見「解說」的部分。

提升視覺力的冥想①

「如實地」觀察眼前大自然的運作

冥想效果 能夠客觀地看待事物

「如實地觀察」是視覺腦區運作的原點。

但是，身為大人的我們卻很難做到這一點。因為生存在這世界上，學會對所見事物產生正確的見解是非常重要的。

【做法〈室外篇〉】

①躺成大字形。比方說公園、河邊、空曠的草地等，請選擇可以安心躺下的場所。

②仰躺在地上，進行38～40頁說明過的「拉長呼吸」。

③張開眼睛，眺望正上方的天空。

④「如實地」持續觀察發生在眼前的大自然的運作變化。如果是白天，可以觀察天上的雲朵改變形狀、移動的樣子。若是晚上，像是閃爍的星光等，可以專注地眺望眼前的夜空。

⑤請至少持續1分鐘以上，可以的話就持續超過5分鐘。

【重點】

建議在「飯後」等肚子很飽的狀態下進行。不要想太多，只要放空腦袋眺望就好。

【解說】

所謂「如實地觀察」，意思就是客觀地觀察眼前實際的現象。這乍聽之下好像很簡單，但其實年紀愈大就愈難做到。這是因為隨著長大成人，大腦中的各個腦區會變得愈來愈發達。

舉例來說，你是不是從電車的車窗眺望風景時，腦袋裡面也會想著工作的事情（思考腦區產生運作），或是為了擔心的事情而煩惱（思考、記憶腦區產生運作）呢？眼睛雖然看著風景，卻因為腦袋裡面的各個腦區運轉個不停，而無法單純只使用視覺腦區去觀看。

重點在於單純提升「視覺力」。意思就是不去思考，也不試圖理解多餘的事情，單純只使用自己的視覺腦區。

除此之外，在摒除雜念的同時一邊「拉長呼吸」，會讓眼前景象看起來更加清晰。反覆進行這個冥想，能夠使我們**對於所見事物的「感覺」益發清澈**。感覺變敏銳了，就會對資訊有正確的認知，進而能夠取捨選擇出自己所需要的資訊。

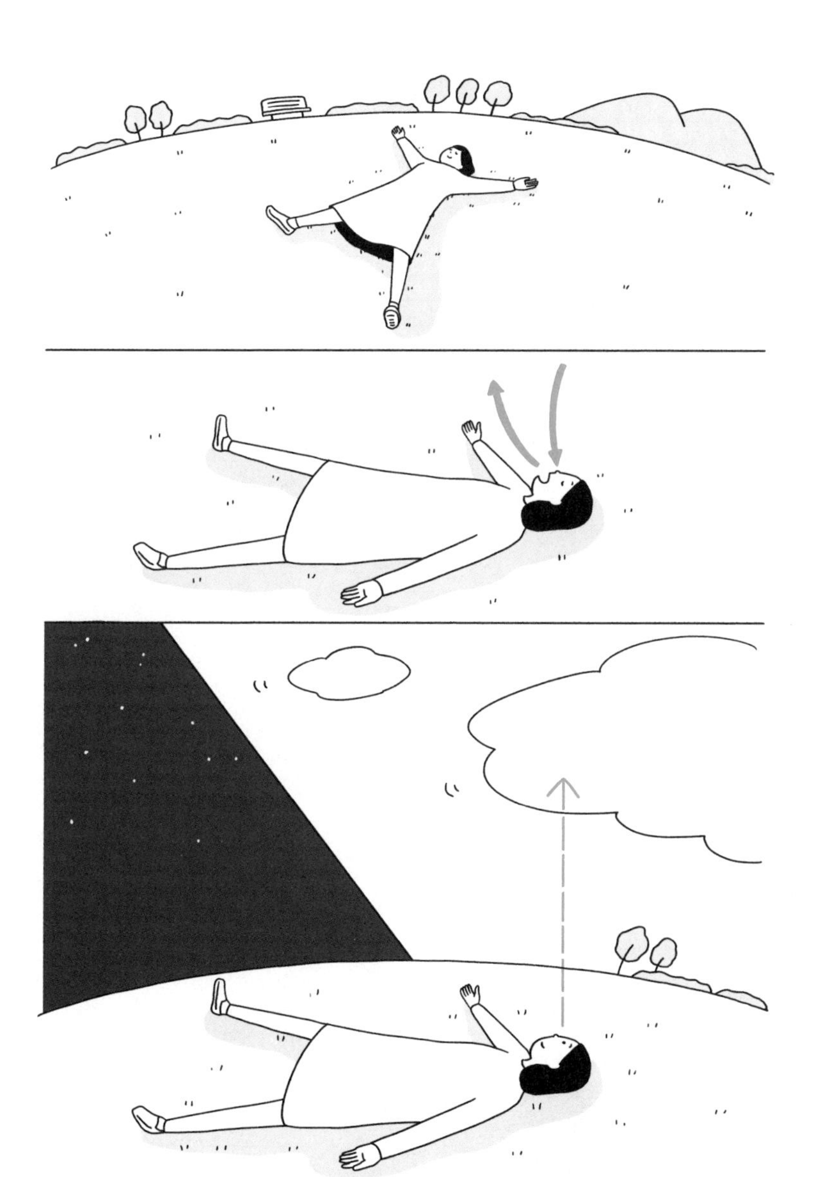

「如實地觀察」是一種能夠從客觀的視角去俯瞰事物的能力。若能培養出這種能力，就能夠因應狀況採取正確的行動。

依我個人的經驗，擅長表達並抓住人心的人、能夠創造出有趣點子的人，以及能夠洞燭機先、有策略地讓事情順利發展下去的人，這些在社會上獲得某種成就的人都有一個共通之處，那就是他們的「視覺腦區」相當發達。換句話說，就是大腦的「視覺力」十分優異。

讓我再補充說明一點。許多人在讀過「重點」部分之後，可能會有「為何建議飯後實行？」的疑問。

我想，應該所有人都有吃飽飯之後「變得無法思考……」的經驗吧？

這個「無法思考的時刻」，正是「只」使用視覺腦區的大好機會。因為這時思考腦區和記憶腦區處於**「休息」的狀態**，所以能夠放鬆全身力氣「心無雜念地觀看」，是最適合進行「視覺冥想」的時段。只不過，要小心不要睡著了喔。

另外，假使「沒有可以躺成大字形的地方」，那麼「坐在椅子上」進行也無妨。

這時，請費點心思調整姿勢，「**盡可能地讓全身放鬆**」。躺下的優點是可以透過放掉全身的力氣，避免使用到運動腦區。如果處在給予身體多餘負荷的狀態下，人就無法只使用視覺腦區，呼吸也會變得紊亂不順暢。

總之，請讓自己處在「可以放鬆的環境」中，進行冥想。

此外，以下將介紹在家也能進行的方法。

【做法〈室內篇〉】

①準備蠟燭或香氛蠟燭，將其點燃。

②一邊緩慢地拉長呼吸，一邊看著燃燒中的燭火。

【重點】

準備**稍微會發光的「小小火源」即可**。定睛望著燭火不規則地反覆晃動、閃爍的樣子。

如果閃爍的燭光太刺眼，也可以閉上眼睛去感受光線。假使沒有蠟燭，也可以用線香代替，定睛注視線香微弱的光線和裊裊升起的煙霧。

「注視光線」會對大腦帶來影響。

這一點，從我以前任職明尼蘇達大學放射科時，和一起共事的研究者陳（音譯）博士所進行的「光刺激」實驗結果亦可清楚得知。

以下會講解稍微專業一點的知識。根據研究報告顯示，「人在注視以約8赫茲閃爍的手電筒時」，腦部血液會增加得最多，而在「約4赫茲」的情況下，大腦的耗氧量最高。

除此之外，也發現「若是週期性地給予人眼光刺激，腦波也會產生頻率與該刺激的頻率同頻的現象」，而此現象稱為光驅動反應。

換句話說，**進入眼睛的光線頻率，也會對腦部產生相同影響**。比方說，看著1赫茲的閃爍光線（這是非常微弱的光），人的腦波也會變成1赫茲。

如以上所述，像是周圍的節奏、週期變化等，「視覺腦區」有著會與來自環境的刺激同調的性質。

蠟燭的燭火會隨風搖曳，改變動作。另外光線的閃爍，也會在腦中產生有在看的瞬間和沒在看的瞬間的「節奏」。

注視搖曳的火焰，會讓大腦的視覺皮層（視覺腦區）產生**與眼前景象「同調」的變化**。

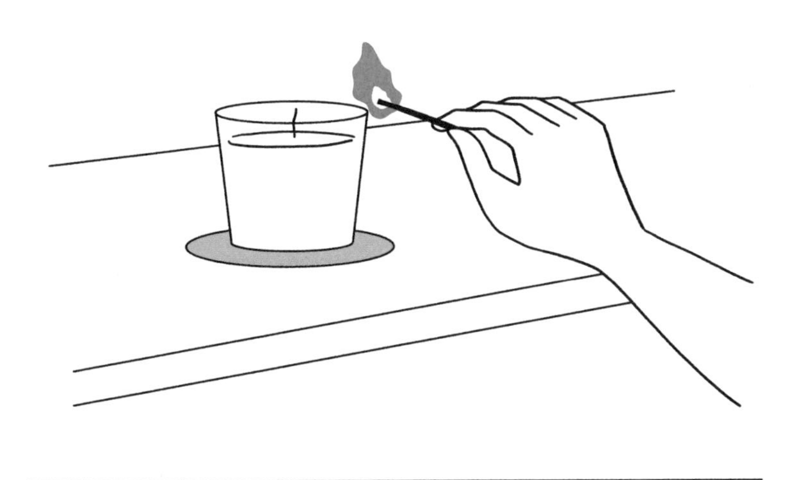

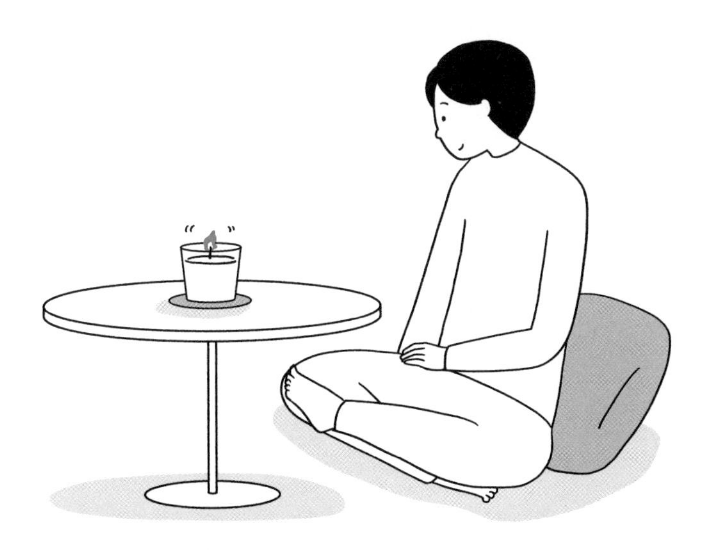

因此，「如實地觀察」是一種讓視覺腦區和環境同調的練習，有助於減少平常明明事物有映入眼簾，視覺腦區的神經細胞卻沒有反應、沒有注意到的情形。

如此說來，**露營時看著點燃的營火**，也堪稱是幫助大腦視覺腦區活化的好方法呢。

提升視覺力的冥想②

在腦中想像「視覺路徑」

冥想效果 視覺腦區發達，「視覺力」提升

大腦中有著所謂的「視覺路徑」。映入眼中的影像，是如何移動至視覺腦區，然後映在大腦中呢？了解這個「路徑」有助於刺激大腦的視覺，而持續地給予刺激則能夠強化視覺腦區。

【做法】

①請仔細觀察57頁的「視覺路徑」的圖。

一邊看著這張圖，一邊確認映在自己眼中的影像從眼睛移動到視覺腦區，然後映在大腦中的順序。這時只要確認即可。

②接著將注意力移到「自己的腦部」。想像自己腦袋裡面的「視覺路徑」。

「視覺腦區」主要位於後腦，眼睛正後方的位置。請想像眼前的景象進入眼睛的透鏡，成像於視網膜上，然後通過視神經，從側膝核投影在後腦的腦部螢幕上。

③一邊緩緩地「拉長呼吸」，一邊反覆想像自己腦中的「視覺路徑」。

【重點】

將意識放在自己的眼睛和後腦，試著想像「視覺路徑」。放鬆心情看著「視覺路徑」的圖，一邊慢慢地呼吸。不需要想得太困難，**只要產生意識就可以了**。

【解說】

各位可能會想，「只是想像視覺路徑，這樣對大腦有幫助嗎？」但其實這個方法也能有效幫助我們在日常生活中鮮明且如實地捕捉眼前景象。

說起來，人體本來就可以透過「將意識集中在自己身體的某個部位，進行鍛鍊」，讓該部位肌肉增長、消除脂肪，變成精實的身材。目前已知，這時對應身體部位的大腦運動腦區會變得十分活躍。

而這一點並不限於「大腦和身體的關係」，同樣也能套用在「觀看和大腦視覺腦區的活動」上。一邊想像「視覺路徑」一邊集中意識去觀看，有助於提升「大腦的視覺力」，進而養成如實觀察的能力。

我在長年透過診斷腦部影像，研究如何治療大腦的過程中，發現到「提高身體的一部分，也就是腦部的意識，容易讓該部位變得發達」。這幾十年來，我見過無數人因為產生「想讓自

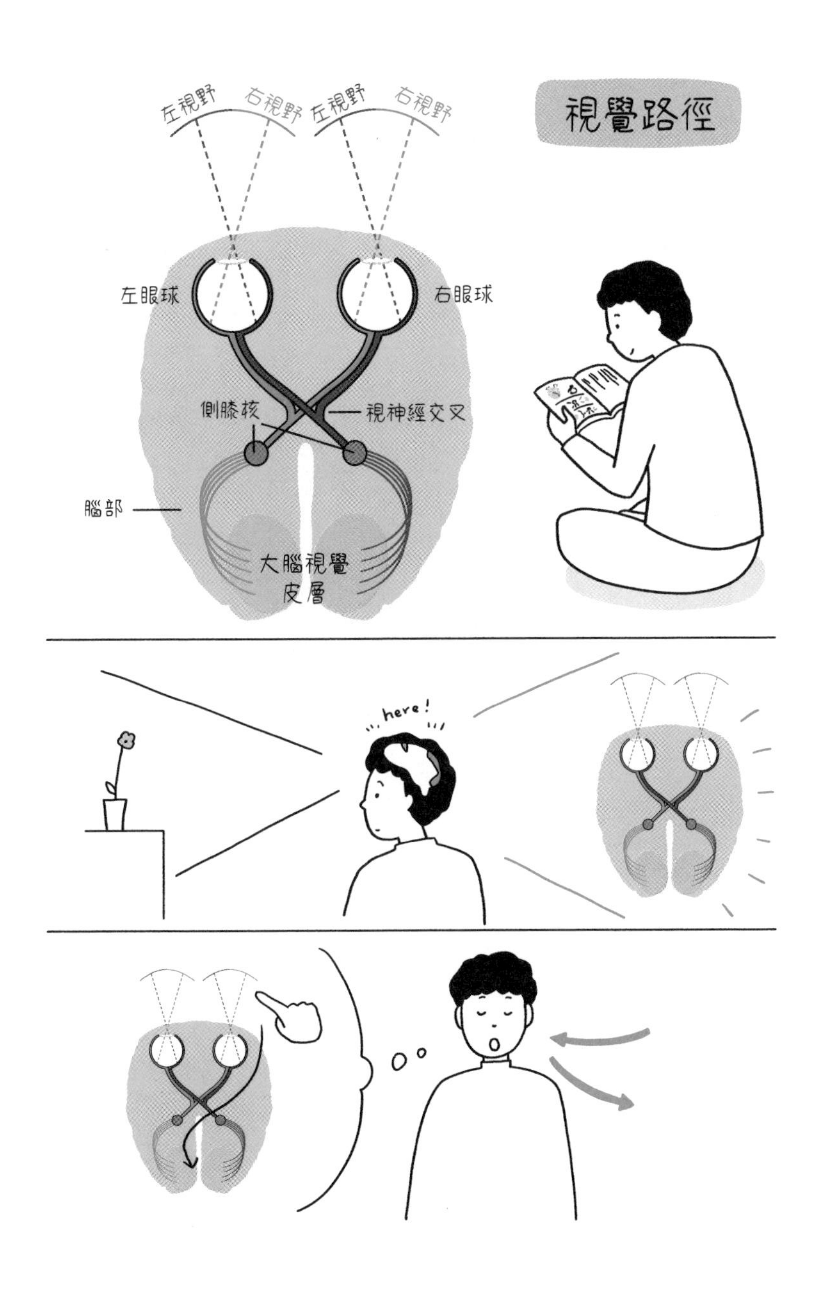
視覺路徑
左視野
右視野
左視野
右視野
左眼球
右眼球
側膝核
視神經交叉
腦部
大腦視覺
皮層
here!

己的大腦成長」的認知，結果大腦真的有了比以往更加顯著的成長。

想要鍛鍊「視覺腦區」，首先必須了解「視覺路徑」，然後將意識放在視覺路徑上。這是因為**大腦可以說從「產生意識的那一刻」開始，就已經受到刺激了**。

「視覺」和「清醒」有關。腦中有一個名叫腦幹網狀結構的部位，這個地方的功用是提高意識，讓人處於清醒狀態。

「視覺路徑」是透過側膝核和腦幹網狀結構相連，因此，只要使用視覺便會讓大腦處於**「清醒狀態」**。

早上起床睜開眼睛，就等於「清醒」對吧？一旦產生睏意，視覺腦區就會率先開始變暗。所謂變暗，意思就是視覺腦區的運作減緩。

換句話說，「視覺腦區」有著改變意識層級的力量。

順便講解稍微專業一點的知識。從眼睛的視網膜接收到的「資訊」，會經由往左右延伸的視神經被傳遞到側膝核，接著再傳遞至大腦皮質的視覺皮層。在正面右側看到的影像會被送到左腦視覺腦區的初級視皮層，位於正面左側的影像則會被送到右腦視覺皮層的腦細胞中。

這便是「視覺路徑」，也就是通往大腦螢幕的路徑。

提升視覺力的冥想③

注意「特定顏色」並採取行動

冥想效果 能夠遇見人生所需的「人」、「事」、「物」

相對於47～54頁的「提升視覺力的冥想①」是以「如實地觀察」為目的，這次的方法則是要練習「刻意去看想看的東西」。如此一來，就能找到對自己必要的「人」、「事」、「物」，而不會錯過了。

【做法】

①決定一個「主題」。

比方說「紅色的東西」、「三角形的物體」、「眼鏡」、「長髮」、「男性」……等，什麼都可以。決定好具體的關鍵字。

②有意識地採取行動，去尋找符合主題的物品。

假設決定要看「紅色的東西」，就可以馬上展開行動。如果是走在路上，應該就會看見信箱、紅燈、路人身上的衣服鞋子和包包。

請有意識地去尋找設定好的主題。

尋找的同時一邊「拉長呼吸」，大腦會變得更加冷靜，也就愈容易看見了。

【重點】

執行的時間點不拘。決定好主題後，無論是「**花上一整天**」來執行，或是在通勤的電車上、休息時間坐在長椅上「**只花一點點時間**」來玩，都很有意義。

我每天早上出門上班時，都會決定「**當天的主題**」，然後邊走邊進行這個冥想。這麼一來就可以轉換意識、調適心情，然後展開接下來一整天的工作。

【解說】

請容我唐突地問一個問題，請問各位知道什麼是「吸引力法則」嗎？這是能夠有意識地創造出理想人生或想要得到的結果的一種方法，可以讓我們自然而然地與自己所需要的人相遇，得到自己想要的東西。

從腦科學的角度來看，「吸引」願望成真這件事一點都不奇怪也不困難，重點在於**是否擁有「找到所需之物的眼力」**。為此，必須徹底運用大腦的「視覺腦區」，準備好一顆「能看見帶來幸運之物的腦袋」。

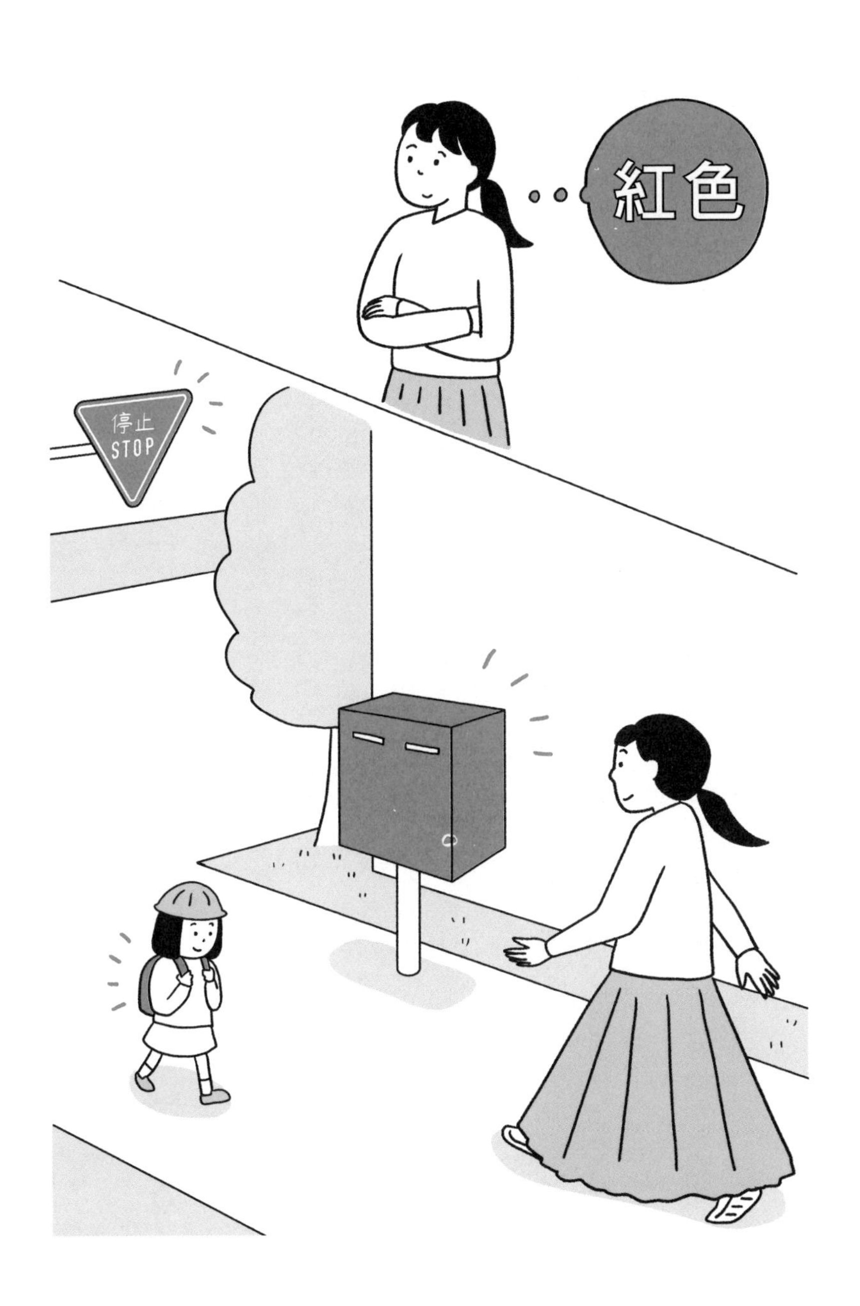
紅色
停止
STOP

所以，我個人認為**吸引力和幸運都來自於「眼睛」**。

一如我在55~58頁的「視覺路徑」中說明過的，「視覺腦區」主要位於後腦，但其實還有一部分是位於「額葉」，而這個額葉是在「思考腦區」的後方。

相對於位於枕葉的視覺腦區是被動地「接收資訊」，額葉的視覺腦區則和同樣位於額葉的思考腦區、傳達腦區、運動腦區一樣，會自動自發地「想做○○」。也會對自己的眼睛下達指示，讓眼球轉動去看想看的東西。

因此，**懷有「想看」的強烈意志**，會讓位於額葉的視覺皮層受到刺激，進而產生「自己去找想看的資訊」的行動。這便是「刻意去看想看的東西」在腦科學上的原理。

這時非常重要的一點，是要盡可能**明確地決定「主題（要找的東西）」**。

想要的東西是什麼？想和什麼樣的人相遇？希望自己變成什麼樣的人？必須要「盡量清晰明瞭地描繪出」目的和目標。

只要有了能夠找到想找的東西（渴望的東西）的眼力，那樣東西有朝一日就一定會來到你的眼前。

提升視覺力的冥想④

看著照片，想像「自己也在照片中」

冥想效果 消除刻板印象，看待事物的方式變得自由

那些人生過得順心如意的人、獲得成功的人，全都擁有寬廣的視野。正因為能夠從多個角度去看待事物，才會產生不受刻板印象束縛的自由創意和點子，並且展望未來、採取行動。

【做法】

①請仔細觀察下一頁的照片。

②請舉出幾個在照片中「看到的東西」。

你看見了什麼？像是「天空中有雲」、「有燈泡」、「有人在路上走」等，請試著舉出在意的點。

③請想像「你也在照片中」，然後舉出你所看見的東西。

照片中的你看見了什麼？遠處有什麼樣的風景？假如你正走在路上，那麼你見到了什麼？如果是在大樓裡，你又看見了什麼？還有，倘若你是坐在雲朵上，那又會是如何呢？

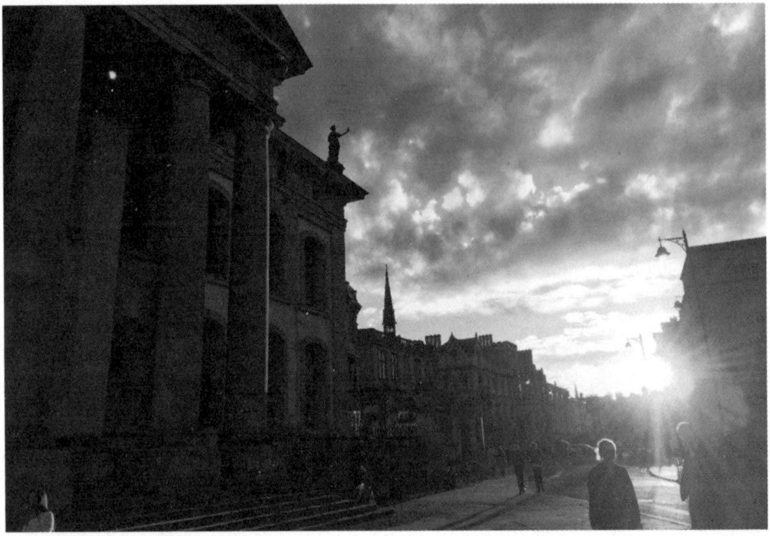

請各位像這樣一邊想像，一邊自問自答。

【重點】

無論使用什麼樣的照片都沒關係。上方用來作為舉例的照片，是我在英國牛津拍下的街景。即便是這種日常的街拍照也無所謂。用手機看著你在旅行途中拍攝的照片、顯示在電腦螢幕上的風景照，或是望著街上的廣告、海報上的風景照也可以。

【解說】

人的大腦有著只要沒有「想看」的念頭，就「不會去看」的特性。如果沒有想看的意志，視線就不會望過去，而且即便東西就在那裡也「看不見」，會因為無法辨認而「沒有發現」。

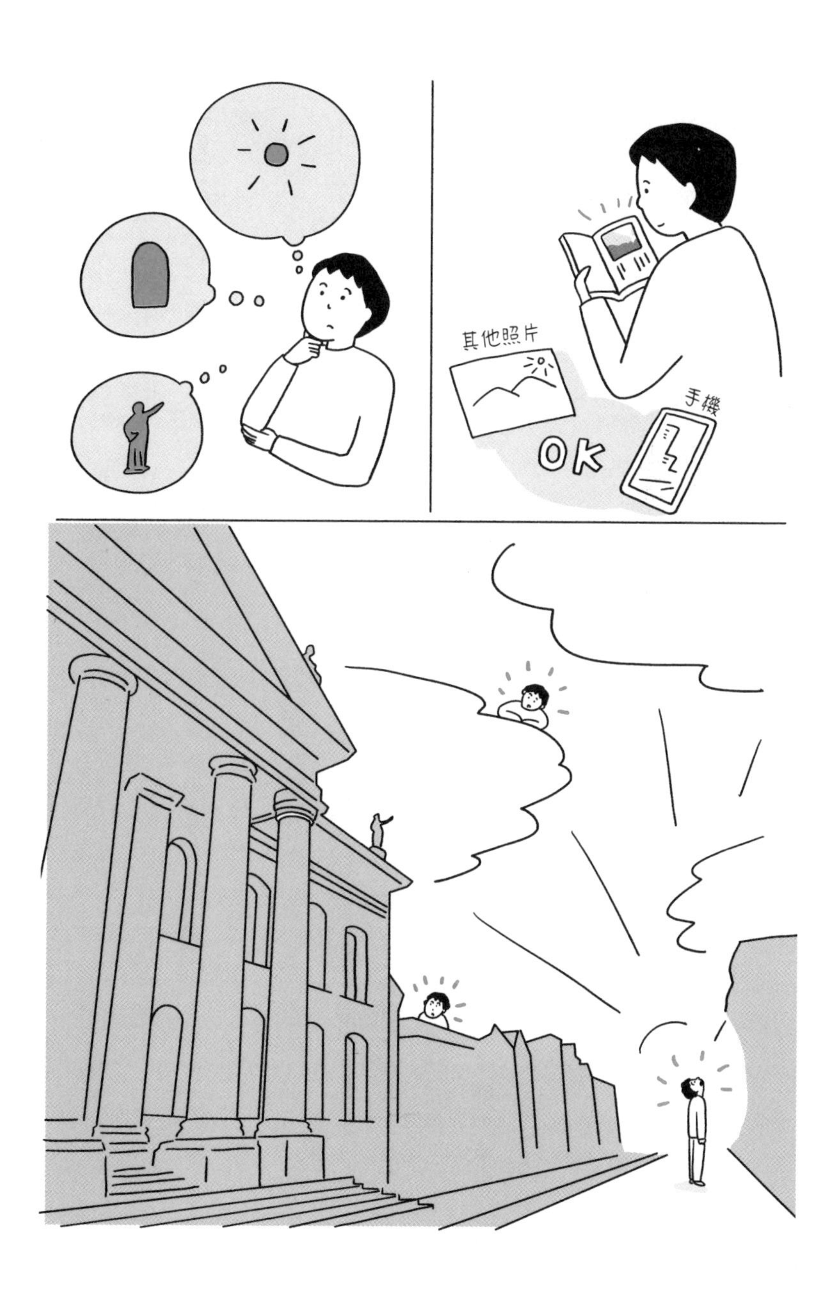
其他照片
OK
手機

想要消除刻板印象、擁有寬廣的視野，從現在所見的事物中獲得自由非常重要。

看著照片舉出所見之物時，各位使用的是「你平常的視角」。

至於請各位想像「你也在照片中」並舉出所見之物，則算是一種「改變視角」的方法。**改變「自己的所在位置」**，會讓視野變得寬廣，能夠從多個角度去看待事物。

我再重述一遍，「**光是想像**」就能夠給予大腦刺激。想像力可以改變大腦。

如前所述，大腦只要運作就會「耗氧」，同時「血流」也會隨之改變。

根據大腦的研究結果顯示，在「實際見過月亮」和「在腦中想像」這兩種情況下，除了腦內「相同部位」的血流改變外，用想像時大腦其他腦區的活動，更是比實際見過時還要活躍。

舉例來說，運動選手會進行「意象訓練」對吧？即便從腦科學的角度來看，這種訓練也可以說確實有效。

一如前面所介紹的，「多角度地觀察照片」能夠促進視覺腦區的枝狀成長，還有助於在日常生活中以更寬廣的視野去看待事物。然後隨著反覆進行這項訓練，我相信各位將切身感受到以往狹隘的世界，逐漸地變得開闊而廣大。

一旦能夠以寬廣的視野去看待一切，屆時也將能夠更加深入且有彈性地去思考事物，想法點子自然也就變得更多了。

這次舉的例子是街景照，不過使用其他照片當然也可以，而且等到習慣之後，也很推薦大家在現實生活中試著做這樣的冥想。

我經常會在電車上做這樣的練習。我會在手機裡，存入好幾張老家新潟的田園風景，以及我最喜愛的地中海的照片，然後進行這個冥想訓練。就連閒得發慌的時候，只要試著做做這個冥想，時間也很快就會過去了。

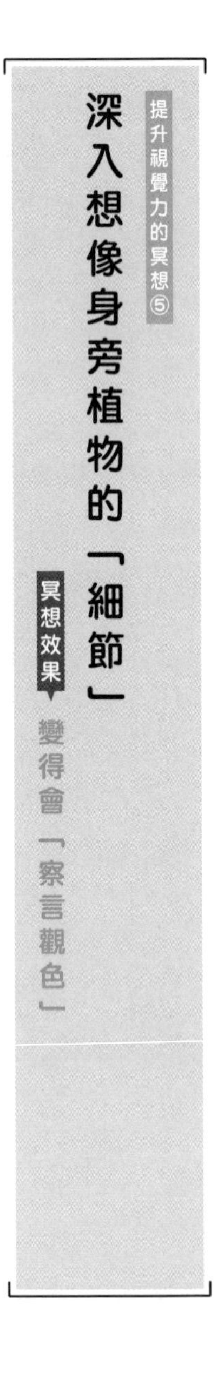

提升視覺力的冥想⑤

深入想像身旁植物的「細節」

冥想效果 變得會「察言觀色」

先前的大腦使用方法是幫助我們「環視寬廣的世界，拓展視野」，不過這次所要介紹的是觀察「細微之處」的方法。

這個方法會幫助我們強化「覺察力」，能夠敏感地對以前沒有發現、視若無睹的事物產生反應。

【做法】

①首先進行約1分鐘的「拉長呼吸」，等到心情平靜下來了，就再繼續這個呼吸節奏。

②請在腦中想像一朵「鬱金香」。

那朵鬱金香是什麼顏色？摸起來的觸感如何？請盡可能想像得具體一點。

③接下來，請想像自己「身在鬱金香之中」。請以縮小的自己的視角，試著去觀察鬱金香的細節。

花瓣一共有幾片？雄蕊和雌蕊是什麼形狀？是什麼樣的香氣？葉子的形狀為何？葉脈的分布、走向如何？葉子的正反面有什麼不同？

【重點】

請盡可能生動地想像出細節。不要只想個大概而已，要**鉅細靡遺地把所有細節**都在腦中描繪出來。

【解說】

人在「專注於一件事情之後」，觀察力會提高，並且產生掌握細節的能力。而這一點，尤其在工作上是不可或缺的能力之一。

結束這個冥想回到現實世界後，你會發現自己變得非常容易留意到細節。不僅會敏感地感應到事物的變化，也會變得容易察覺到他人的表情、態度的變化，以及一些細微的舉動。

或許就是因為覺察力提升了，於是也開始懂得「察言觀色」，變得能夠感應到現場的狀況和氣氛。

曾經有位患者在做了這個冥想之後，因為「成功避開麻煩」而來向我道謝。那位患者表示，自己變得能夠感應到「不祥的預感」了。

除了避開麻煩外，像是「這份工作雖然辛苦，但是將來對自己有好處」、「感覺之後會有好的結果」，這個冥想練習的大腦使用方法對於改變人生、朝向更好的方向前進，應該也會有非常大的助益。

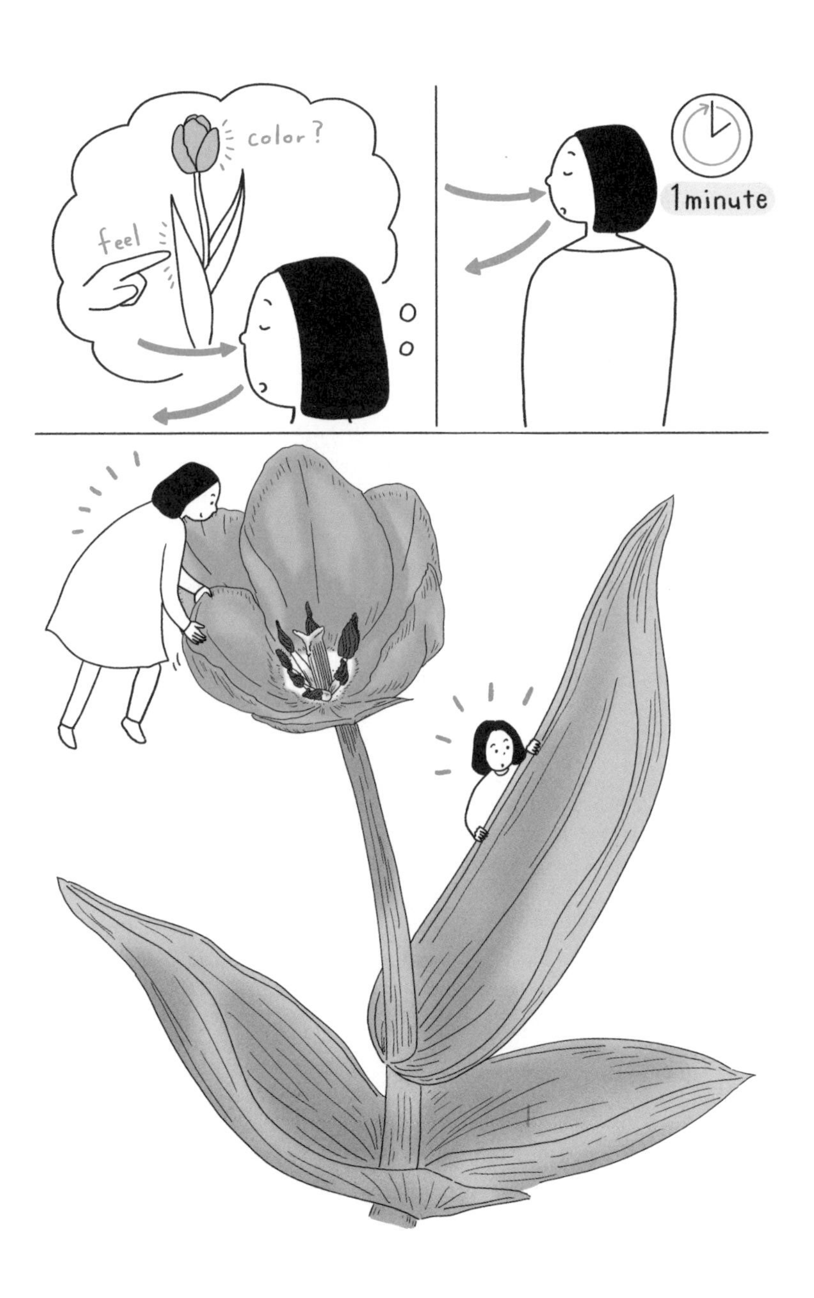
color?
feel
1minute

第2章

對自己產生自信的冥想

只要正確看待「記憶」，心靈就會變得強大

對「記憶腦區」發揮作用的冥想

■「模糊的記憶」使人困惑

繼提升「視覺力」的冥想之後，接下來希望各位挑戰的是使用「**記憶腦區**」的冥想。

這是因為，第1章所提到的「視覺路徑」雖然和許多腦區都相連，不過其中連結最緊密的就是「記憶腦區」。

「觀看」和「記憶」之間有著密不可分的關係。

只要強化「記憶腦區」，記憶力就會直接獲得提升。

說起「記憶」，各位可能會聯想到背誦英文單字和算式之類的「讀書」吧。記憶是學習時所需的能力，而且就預防失智症的對策來說，「訓練記憶腦區」也是絕對不可少的。

透過腦科學式冥想提升記憶力之後，人會因此開始「對自己產生自信」，進而「心靈變得強大」。

為什麼「提升記憶力」會讓心靈變得強大呢？這是因為「記憶在自己腦中的資訊」變得明

確，能夠確切地知道自己「接下來應該採取何種行動」。

反過來說，「記住的資訊」如果模糊不清，「接下來要採取的行動」也會變得不明確，有時還會做出錯誤的選擇。如此一來，人就會對自己的記憶和選擇愈來愈喪失信心，最後導致心靈變得脆弱。

比方說，當只隱約記得自己「被人說了不好聽的話」這件事情，卻無法清晰地回想起「當時的事發情形和經過」的情景時，容易會讓人心中的不安感增加，或是變得不了解自己而陷入混亂。

因此，首先讓自己能夠重現「真實的記憶」吧。

只要讓自己每天在做的事情的記憶變得鮮明，就能夠接納原本的自己，恢復自信。而這個時候，本章所介紹使用「記憶腦區」的冥想就派上用場了。

■大腦是持續覆寫的「記憶裝置」

大腦堪稱是人體的「記憶裝置」。

從腦科學的角度來看，大腦就像年輪一樣，**會一邊「覆寫」資訊和經驗一邊成長**。記憶一旦被刻入腦中便無法改寫，而且即便「覆寫」了，之前的記憶也不會消失。

你是否有過「忽然在某個瞬間回想起往事」的經驗呢？之前明明忘得一乾二淨，當時的情景卻忽然在某個時候浮現眼前，這樣的經驗應該所有人都有過吧。

那是因為「過去的記憶」還殘留在腦中的關係。儘管本人忘了那件事，過去經歷過的記憶卻依舊深深地刻劃在腦中。

真正的問題在於，大腦有沒有好好地處理每天都會覆寫的記憶。

所謂「處理記憶」的意思是，讓資訊留在大腦中的「海馬迴」及其周邊的「記憶腦區」活化，在詳查當時的經驗和資訊之後，只將需要的資訊傳送至適合的腦區。

換句話說就是整理無止盡地進入腦中的資訊，而這個「**整理記憶**」對於我們能否過上更好的生活至關重要。

■明確自己的「身分認同」

縱使記憶十分明確，若是沒能好好地整理，便會導致「無法使用過去的記憶」或是「不知道應該使用哪份記憶」去應對未來即將發生的事情。

如果能夠「整理記憶」，對於未來即將發生的事情，就可以利用自己過去的記憶去預測未來，而不致迷失自己所處的狀況、立場和立足點了。

除此之外，還可以明確自己的「身分認同」。

身分認同是由我們腦中記憶的資訊、經驗建構而成。重新認識、整理那些記憶，會讓我們對自己擁有充分的自我認同感。

有了充分的自我認同感之後，就不會輕易被他人的意見所迷惑，能夠有自信地採取行動。

那麼，我們就來進行活化「記憶腦區」的腦科學式冥想吧。

記憶的冥想①

依序仔細回顧「那天發生的事情」

冥想效果▼每日的生活品質提升

首先從面對自己的記憶開始。這個練習的目的是「整理容易變得雜亂的記憶」。記憶是一連串的「覆寫」。因為每天都會被覆寫，所以也最好每天都進行這個冥想。

【做法】

①如果只有1分鐘也沒關係，但如果可以的話，請在一天的最後，花大約10分鐘的時間回顧當天發生的事情。

依序回想從早上起床到晚上就寢為止，這中間所發生的事情。能夠想起來的範圍不拘，不過請盡量仔細鮮明地回想細節。

另外，回想時要特別留意當時四周的狀況和景象。連具體的物品也要試著回想。

②有時間的話就準備一本筆記本，像寫「圖畫日記」一樣記錄下來。

先進行約1分鐘的「拉長呼吸」（參照38～40頁）再回想，能夠幫助自己更流暢地回顧。

建議的書寫方式如下。

例 A的一天（34歲，上班族，獨居）

・早上起床，拉開窗簾看見天空。
・去洗手間洗臉，在客廳邊看報紙邊刷牙。
・吃早餐。
・為了穿什麼煩惱了一下。今天決定穿水藍色襯衫配深藍色西裝。
・在鏡子前打上圓點領帶，整理儀容。
・今天出門的時間比平時晚（因為不知道要穿什麼）。
・勉強在最後一刻搭上電車，抵達公司時差點遲到。
・一到公司就忙著回覆電子郵件。
・下午開會，傍晚去見客戶。
・下班後和同學聚餐，共有五人出席。
・成員是幾個交心的老面孔：徹、健二、幸代、早苗，還有我。
・在目黑車站前的居酒屋「紅燈籠」喝酒。
・帶著好心情回家，泡澡消除疲勞。

【重點】

建議晚上躺在被窩裡面進行。在泡澡時回顧也不錯。

【解說】

現代人非常少在做「**回顧發生過的事情**」這件事。「回顧」這個行為，對大腦有著「四個有意義的效果」。

效果① 賦予發生過的事情「意義」

持續不斷地「回顧」，能夠讓人以過去的記憶為基礎進行比較，了解到今天發生的事情對自己的人生有何意義、有何價值。

久了之後，自然而然就會學會判斷那天得到的資訊和遇見的人、遇見的事物，對自己而言是不是真的必要，同時也不會再為了繁雜的事物感到茫然不知所措。

效果② 能夠客觀地看待自己，每日的生活品質提升

「回顧」對於重新檢視自己的行動和言行也很有效。

你是否也會在一天的最後重新檢視今天所發生的事情時（稍微隔了一段時間），赫然驚覺

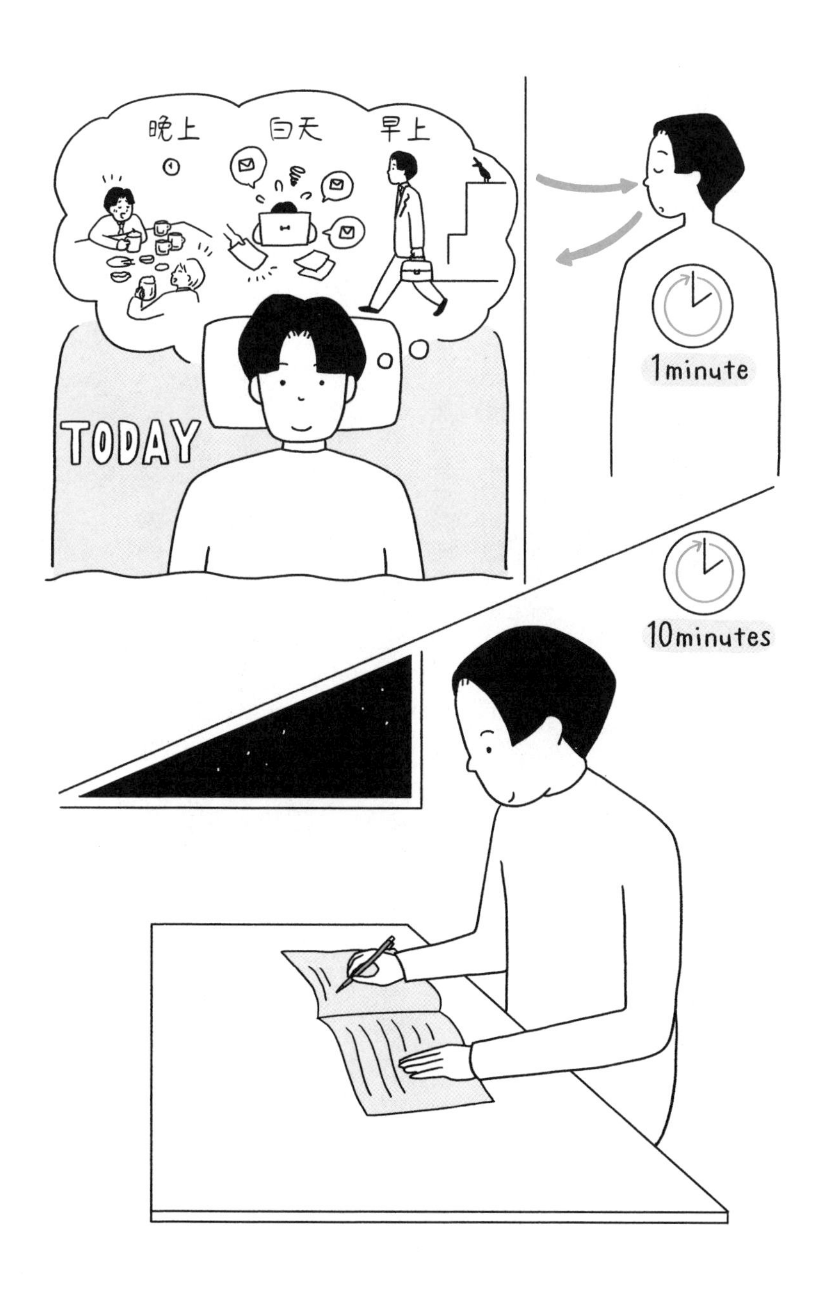
晚上
白天
早上
TODAY
1minute
10minutes

當時沒有注意到的事情呢？

像是「真希望當時更努力一點」、「要是有這麼做就好了」、「我好像有點說得太過分了」、「那樣根本是白費工夫」等，察覺自己的不足之處，或是發現自己做得太過火的地方。

重新評價發生過的事情，會讓人產生「接下來就這麼做吧」、「下次來做點不同的嘗試」的想法和上進心，每日的生活品質也會跟著不斷提升。

效果③ 記憶力提升，腦部平衡變好

現代人的「記憶腦區」容易衰退，是因為經常依賴手機、電腦等外部記憶裝置，再加上忙於工作、生活等瑣事，導致無暇有意識地將事物記憶起來。

安排一段「回顧」的時間，不僅可以「提升記憶力」，同時也是在做「讓記憶腦區變得有彈性」的大腦體操。這對於幫助失衡的大腦「恢復平衡」也很有效。

效果④ 深刻感受到自己是活著的

這是我個人的體會，我發現持續「回顧」一段時間之後，最重要的是開始能夠深刻感受到「自己是活著的」。這是因為，自己做過的事情都會成為今天一整天的生存價值。

假使不記得自己一整天做過什麼事情，那就只是虛度光陰罷了。

大腦會自己察覺變化，並將那個變化刻劃在記憶中。因此「發現昨天和今天的差異」，會讓我們更加深刻地感受到自己是活著的。

記憶的冥想②

隨著「心像記憶」，回顧自己的一天

冥想效果▶了解自己容易迷失的「心情」

時常不由自主感到不安的人，多半都「不了解自己真正的心情」。而容易迷失的真正心情，其實都保存在「記憶之中」。

這個冥想法，是以前一個「回顧發生過的事情」所提到的內容為基礎，再加上「心像記憶」。請仔細地回想「當時我是怎麼想的？」

【做法】

①在一天的最後，花大約10分鐘的時間回顧當天發生過的事情。依序回想從早上起床到晚上就寢為止，這中間所發生的事情。請盡可能鉅細靡遺，生動地回想出細節。

②除了當天所發生的事情，同時也請回顧當時「我在想什麼？」、「我有什麼感覺？」之類的心情。

例

A的一天（34歲，上班族，獨居）

・早上起床，拉開窗簾看見天空。今天的天氣真好！
・去洗手間洗臉，在客廳邊看報紙邊刷牙。〇〇的新聞令人好奇。
・吃早餐。可頌麵包、火腿蛋、沙拉、咖啡，都是我喜歡的食物。
・為了穿什麼煩惱了一下。今天決定穿水藍色襯衫配深藍色西裝。
・在鏡子前打上圓點領帶，整理儀容。嗯，感覺還不錯。
・今天出門的時間比平時晚（因為不知道要穿什麼）。
・勉強在最後一刻搭上電車，抵達公司時差點遲到。真是好險。
・一到公司就忙著回覆電子郵件。A先生寄來的信捎來了好消息！太棒了！
・下午開會，傍晚去見客戶。客戶〇〇先生向我抱怨了工作上的事情，讓我有點沮喪。我是哪裡做得不好呢？
・下班後和同學聚餐，共有五人出席。
・成員是幾個交心的老面孔：徹、健二、幸代、早苗，還有我。
・在目黑車站前的居酒屋「紅燈籠」喝酒。烤雞肉串超好吃。不過，好像有點喝太多了？
・帶著好心情回家，泡澡消除疲勞。肚子有點變大了……。

【重點】

可以的話，最好能夠像事例一樣將心情記錄在筆記本上，不過只是用想的也無妨。

人們經常會特別關注自己的心像，不過正確地回想周遭其他人的舉動，就結果而言會更容易察覺自己的心像。

【解說】

記憶分為「4種」：處理語言和文字的「**語言記憶**」、處理情景和畫面的「**影像記憶**」、活動身體所必需的「**運動記憶**」，以及處理自我情感的「**心像記憶**」。

在這裡我想要提的是第4種的「心像記憶」。好好地回顧、掌握當時自己「有什麼感覺？」、「有什麼想法？」對於大腦來說非常重要。

等到習慣「回顧心像」之後，就可以進一步嘗試「**整理心像記憶**」。也就是分成「**正面的心像記憶**」和「**負面的心像記憶**」，各別回顧它們的背景。

比方說，如果有「負面的心像記憶」，就去思考「為什麼我會有不好的感受？」這個問題背後的「原因」。

假如那個原因是「別人的表情」，右腦就會受到刺激；假如是某人不經意的「一句話」，

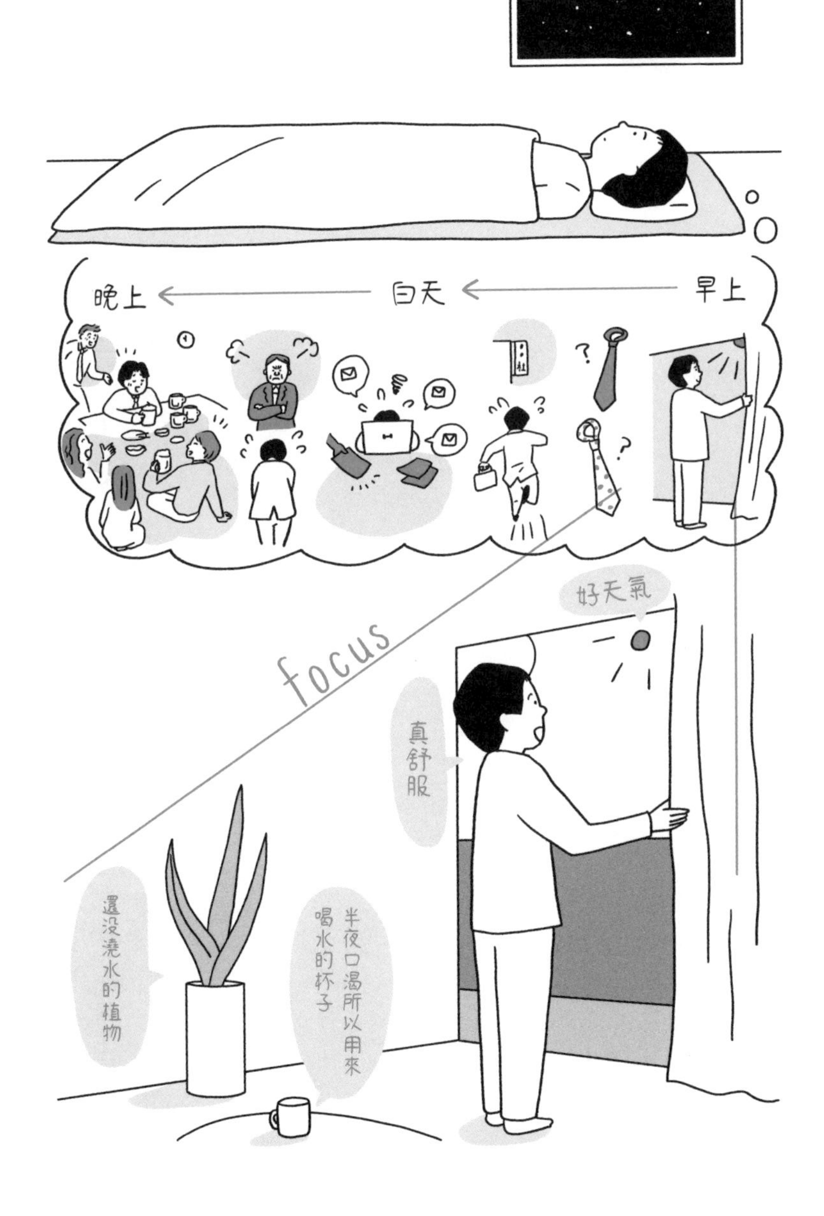
早上
白天
晚上
focus
好天氣
真舒服
還沒澆水的植物
半夜口渴所以用來喝水的杯子

就會是左腦受到刺激。右腦掌管感覺和直覺，左腦則掌管語言和邏輯。

只要像這樣有意識地回顧自己的情感是因為「語言」，抑或是因為「影像」而產生變化，「心像記憶」便會對大腦造成刺激。

記憶的冥想③

放入「討厭記憶盒」中上鎖

冥想效果 不再被討厭的記憶所擺布

無論是誰，應該都會有一、兩個想要遺忘的記憶。如果一直被討厭的記憶拖著不放，人就無法按照自己的意思自由地活著。假使你正遇到這個情況，請務必試著實踐這個冥想法。

【做法】

①請試著回想你從前經歷過的「討厭的記憶」。這麼做可能會讓心情不好，不過還請暫時忍耐一下。

②想像腦中有一個「討厭記憶盒」。不管是什麼樣的盒子都無所謂，建議最好是附鎖頭的堅固類型。

③想像自己將①的「討厭的記憶」放入②的「討厭記憶盒」中，然後上鎖。

④想像自己把「討厭記憶盒」收在大腦的最深處。

【重點】

為討厭的記憶加上「標題」。比如取名為「國中二年級時的丟臉回憶」，藉此「限定」討厭的記憶。

如此一來，即便同樣是國中時期的事情，也能夠避開討厭的記憶，回憶起像是國中三年級時發生的快樂回憶了。

【解說】

記憶之中，有對自己來說「美好的記憶」，也有「不好的記憶」。另外也有不少讓人不想回憶起來的「討厭的記憶」。

像是孩童時期的討厭回憶、與戀人或家人的傷心離別、工作上的嚴重失敗等，如果可以的話，應該任誰都會希望從腦中抹去那些在心中留下創傷的記憶。

我再重述一遍，大腦是「記憶裝置」。所以很遺憾的，無論何種記憶都無法從腦中抹去，不過卻可以「讓自己不再回想起來」。

為此，我們要好好地整理「討厭的記憶」，將其全部安放在固定的位置。討厭的記憶之所以會明明想要忘記，卻又冷不防突然閃現，是因為記憶在腦中和各種腦區曖昧不清地連結在一起。所以每當腦區運作，「討厭的記憶」就會跟著連動而被想起。

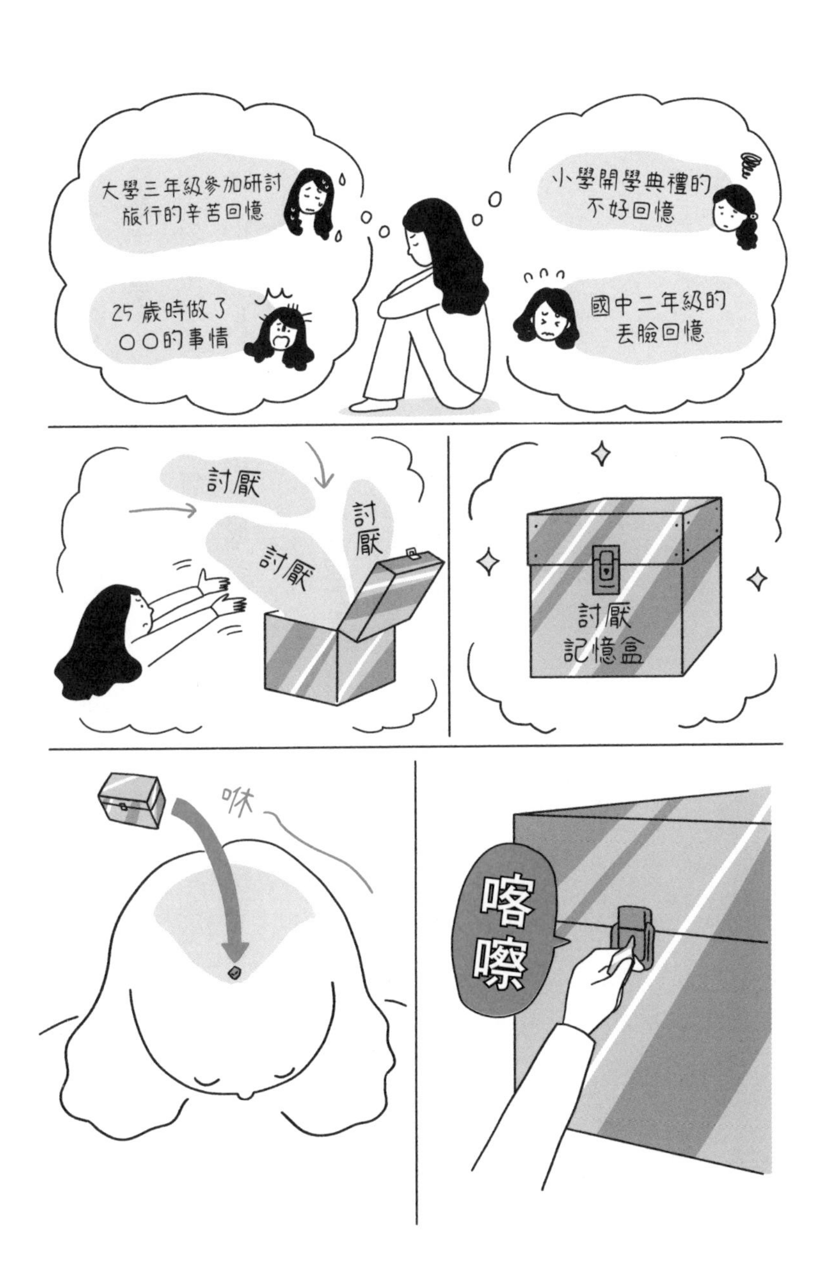
大學三年級參加研討
旅行的辛苦回憶
25 歲時做了
○○的事情
小學開學典禮的
不好回憶
國中二年級的
丟臉回憶
討厭
討厭
討厭
討厭
記憶盒
咻
喀
嚓

想要讓自己不再想起討厭的記憶，最有效的方法就是把「記憶」這個難以捉摸的東西**在想像中置換成「物品」，放到盒子裡面鎖起來**，然後再把盒子收到大腦的深處。

如果很努力「想要忘記」，就會一再地回想起來，反而加深了記憶。但假如是用討厭記憶盒的方法，因為要把記憶提取出來需要有相對的意念，所以只要自己不希望那麼做，就不會回想起來了。

倘若還是會不小心想起來，那麼只要想著「那種事情和現在的我無關」，然後放回「記憶盒」中就好。如此一來，就能立刻將討厭的記憶和大腦切割開來。這個冥想法雖然只是「在腦中想像」，不過就我實際請患者實踐的結果，效果可以說出奇地好。

記憶的冥想④

輕鬆地回想「快樂的記憶」並寫在紙上

冥想效果▶成為正向思考的人

就算被人家說「想法正面一點吧」，實際上也很難辦到。因為一旦陷入負面思考，就很難再恢復正面了。當感到心情沮喪，或是陷入負面情緒、負面思考時，這個冥想法會帶來很大的幫助。

【做法】

①首先準備一本筆記本。

②一邊慢慢地「拉長呼吸」（參考38～40頁），一邊在筆記本寫下「快樂的記憶」。即便是小事也無所謂。無論是最近發生的事情、幾年前的事情，還是孩童時期的回憶，全都可以寫下來。

比方說，「小學時，暑假作業寫的一篇作文得獎了」、「第一份工作的員工旅遊是出國玩，好開心啊」、「今天有新的冰淇淋上市」……諸如此類。

【重點】

建議最好**準備一本「快樂記憶筆記本」**，用來記錄從前體驗過的快樂好事、成功的記憶、今天令人感到開心的新發現等。

【解說】

「沒有自信」、「感到不安」時會有的壞習慣，就是「**想不起來快樂的事情**」。

有些人說自己「不管做什麼都開心不起來」，其中的原因在於「記憶腦區」太弱，沒辦法順利地將記憶提取出來。照理來說，明明應該有很多快樂的經歷，那些記憶卻很快就會淡去，沒有留下。

因此，試著去回想那些「快樂的事情」、「成功的記憶」和「新發現」吧。

「記憶腦區」是**回想得愈多次，愈會將資訊深刻地記憶下來的腦區**。只要持續回想快樂的記憶，自然而然就能夠正面地看待事物，保持正向的思考。

另外，「回顧快樂的記憶」也能有效強化記憶腦區的關鍵，也就是「海馬迴」。海馬迴有著一旦承受過多壓力便會萎縮的性質，因此只要想想快樂的事情，讓自己自然而然地放鬆，便

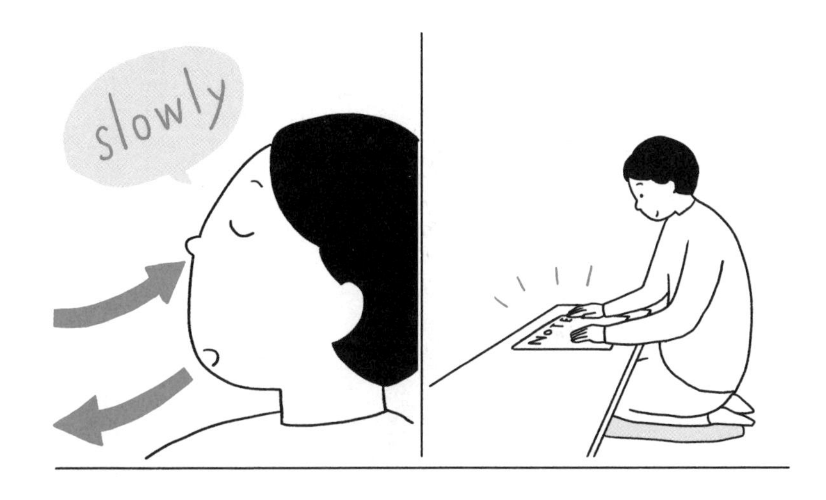
slowly
NOTE

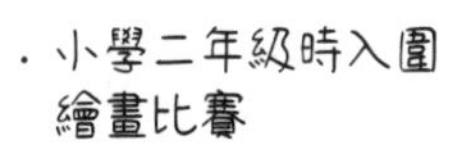

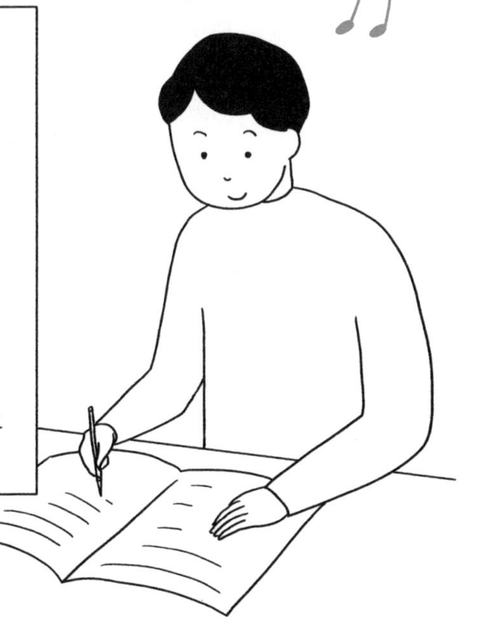
・小學二年級時入圍繪畫比賽
・高中參加社團的最後一年打入了全國大賽
・第一份工作的員工旅遊是出國玩，好開心
・今天有新的冰淇淋上市
・超商購物的總金額是777圓

能有效活化海馬迴。

以我來說，我有一份「快樂回憶的固定清單」，就好比自己的拿手歌單一樣，只要回想起來便會自己一個人在那裡傻笑。因為臉上會自然而然露出開心的表情，所以經常會被家人問「發生什麼好事了嗎？」

我再透露一點吧，清單裡的回憶是我二十年前釣到魚的情景，還有我在國外吃到美味司康時的回憶。

請事先準備好「自己心目中的快樂回憶」，以便隨時隨地都能生動地回想起來。

很不可思議的是，每當回想起快樂的事情時，不只是會感覺到時間的流動緩慢而漫長，就連呼吸也會自然變得長而徐緩。

來我診所就診的患者如果有心情鬱悶、極度不安的情況，我都會請他們進行這個冥想。不僅「腦部影像」確實顯現出了變化，而且反覆做個幾次之後，他們的情緒和性格也都有往好的方向改變。

記憶的冥想⑤

翻閱相簿，想像「當時的心情」

冥想效果 ▶ 找到自己真正想做的事

如前所述，「之前的記憶」都被刻劃在大腦中。而「過去的記憶」裡，其實隱藏著自己該前往何種未來的重要提示。嘗試做這個冥想，說不定就能重新回憶起差點遺忘在忙碌生活中的夢想。

【做法】

①準備自己從孩童時期起的「相簿」。使用紙本相片比較好，不過存在電腦或手機裡的照片也可以。

②依照年代順序回顧照片。

一邊回顧自己小時候過著什麼樣的生活，一邊回想當時「喜歡的東西」、「著迷的事情」、「感到興奮的事情」等。

【重點】

請盡可能仔細、生動地回想當時的心情。

【解說】

各位讀者之中，或許也有人「想要了解真正的自己」、「不知道自己想做什麼」、「找不到喜歡的東西」。

當你還不確定自己「要走哪條路」時，請不要想著模糊的「未來」，而是試著依賴「過去」。意思就是刺激大腦的「記憶腦區」，回顧過去的行動並反覆思量。

比方說，「幼稚園時對什麼感興趣」、「小學時對什麼很著迷」、「國中、高中時……」試著回想在各個時期，自己實際「**做過什麼**」、「**覺得什麼很有趣**」。

容易隨著年歲增長而遺忘的「過去的記憶」，其實是構成你現在的大腦的基礎。即便只做過一陣子，之前曾經做過的事情仍可能是你真正「想做的事情」。請不要把世界上從來沒聽過、沒接觸過的事情，想成是自己「想做的事情」。

只要回顧之前「實際做過的事情」，就能確認「自己以前喜歡什麼」，進而漸漸重新體認到「自己本來想做的事情」。

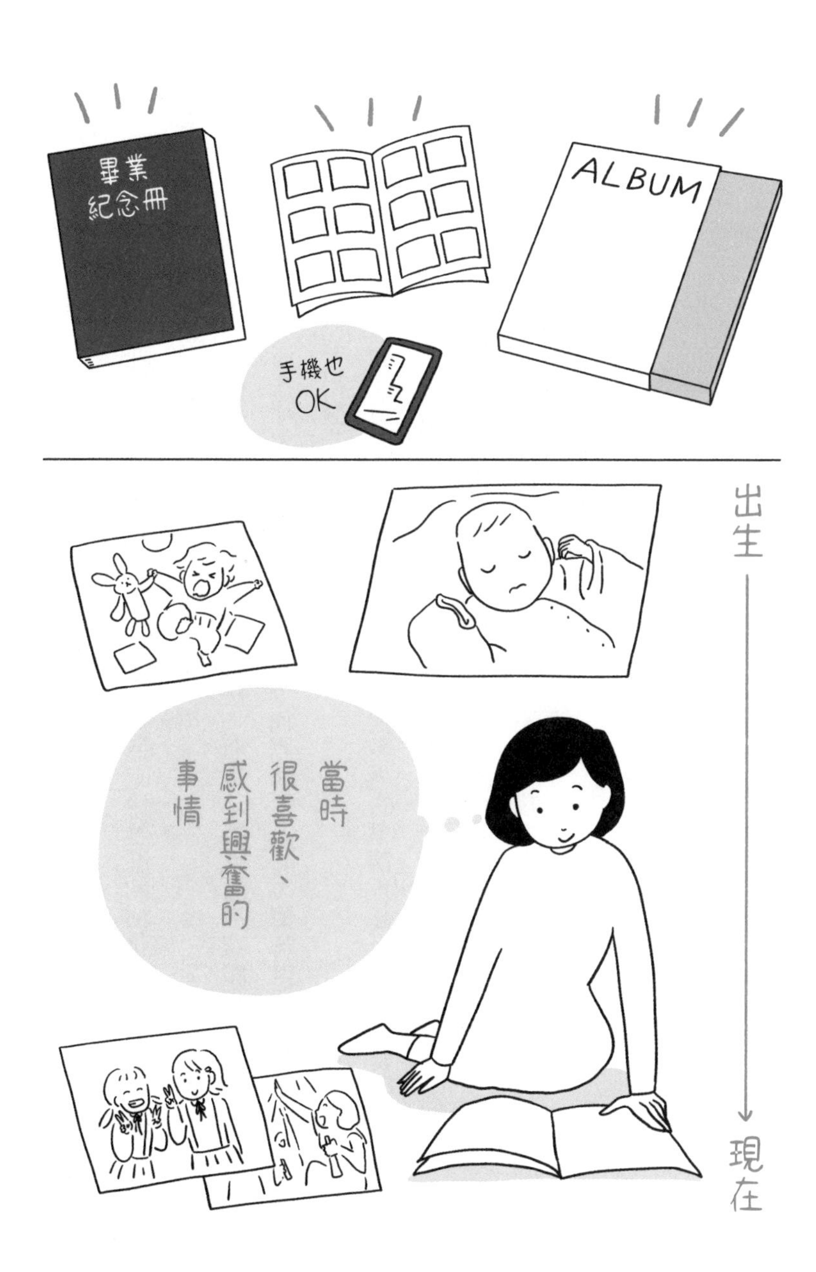
畢業
紀念冊
ALBUM
手機也
OK
出生
現在
當時
很喜歡、
感到興奮的
事情

這不單單只是「尋找自我」而已。依照年代順序確認「以前做過的事情」，也能重新確立自己的身分認同。

這麼做，也對「整理記憶」有所幫助，並且能夠促進記憶腦區的活化。當然，對於預防失智症和改善症狀也有效果。

之前，有位患者因為擔心「自己說不定有失智症」而來診所就診。我和那位患者一起看著以前的照片一邊聊天，而在那大約一小時的時間內，我們聊過去的事情聊得非常熱絡，甚至連患者本人都忘了「自己變得健忘」這回事。

除了拍攝那些照片的情境外，我們也聊了那個年代發生的事情，甚至回憶起當時的流行歌曲還哼了起來。像是我針對照片中人物的服裝提問「這是喇叭褲嗎？」患者回答「沒錯、沒錯，當時很流行這種褲管很寬的長褲呢」，話題就這麼不斷地延續下去。

雖然那位患者的女兒說「他最近心情很鬱悶」，不過在我看來那位患者完全沒有鬱悶的感覺，反而還神采奕奕地對我解說照片。

由此可見，像這樣活化記憶腦區，無疑能夠讓人產生「自信」。

第3章

打造不輸給煩惱的大腦

煩惱是「大腦想要前進」的症狀

活化「理解腦區」的冥想

■想要使用「不成熟的腦區」時就會產生煩惱

世上想必任誰心中都有一、兩個煩惱吧？

但是說話回來，站在腦科學的角度，「煩惱」究竟是怎麼形成的呢？其實只要從大腦的機制來看，就會發現答案非常簡單。

人一旦想要使用「不成熟的腦區」，就容易產生煩惱。

這是因為「大腦的理解能力不佳」。大腦只要「無法理解」，就會不斷地尋求答案，而那種自己的大腦找不出答案的狀態就是「煩惱」。

我們人平時會有一種傾向，就是想要使用和「喜歡的事情」、「擅長的事情」有關的腦區。因為做自己會的事情，會讓情緒興奮、開心起來，於是就愈來愈常使用那個腦區，而該腦區也就因此愈來愈發達。

相反地，使用和「不擅長的事情」、「討厭的事情」有關的腦區時，則是任誰都會抱著消極的心態。從事自己不會的事情時總會伴隨著忍耐、辛苦、煎熬等感受，因此無論如何都會想要敬而遠之。換句話說，大腦會遠離會產生煩惱的事情。

可是，如果一直不去使用「不擅長的腦區」，大腦的理解能力就會原地踏步，始終處於無法理解的狀態。即便原本並非不擅長的腦區，也會**因為「一直不使用」而愈來愈衰退**。

就算哪天忽然想要使用，也會因為腦區沒辦法照自己的意思好好地運作，而製造出煩躁、生氣、焦慮之類的負面情緒。

然後，「這種事情我為什麼做不到？」、「我該不會是廢物吧？」、「別人明明都辦得到」這樣的煩惱就產生了。

■ 產生「煩惱」是大腦的機制

人在煩惱的時候，意識會集中在「思考腦區」和「感情腦區」上。

陷入煩惱的大腦，實際上是處於這兩個腦區輪番出現、不停在原地打轉的狀態。

「思考腦區」掌管思考、意願、創造力、專注力等高度機能，是大腦整體的「司令塔」，負責思索「如何改變現實？」、「想讓現實變得如何？」等問題，好讓自己能夠朝未來願景更進一步。

「感情腦區」掌管喜怒哀樂，會產生喜悅、快樂之類的正面情感，反之也會帶來不安、悶悶不樂之類的負面情緒。

由思考腦區和感情腦區的所在位置很近可以得知（參考29頁），這兩者彼此會產生連動。當事情沒有按照自己所想的進行時，人會產生悲傷、痛苦等負面情緒，然後這些情緒又會更進一步刺激思考腦區，支配意識。

產生煩惱時，人大致都會陷入缺乏資訊和知識，以及理解力不足的狀態。因此要解決煩惱，**吸收自己的大腦尚未擁有的新資訊**是非常重要的關鍵。

假使沒有新資訊進來，大腦便會因為無法理解而解決不了現況。

資訊一直在思考腦區和感情腦區打轉，會導致其他腦區沒有在活動，而這便是人會持續煩惱的原因。

能夠介入這兩個腦區的鬼打牆狀態的是「**理解腦區**」。將所見所聞的新資訊輸入大腦的是視覺腦區和聽覺腦區，理解腦區則像是一座將所見所聞的新資訊和過去的資訊「整合起來加以理解」的工廠。

人在煩惱時，只有思考腦區和感情腦區會被活化，「自己想要怎麼做？」的欲求和情感因此膨脹，然後漸漸背離自己現在處於何種狀態的現實。而這樣的狀態，會更進一步加深心中的煩惱。

想要避免煩惱或是解決煩惱，關鍵在於「收集不足的資訊」。至少，在收集資訊的期間不會煩惱。因為從大腦的機制來看，人在那個時候是沒辦法煩惱的。

以喜歡窩在家裡的人為例，我認為那些人並不是因為有煩惱才足不出戶，而是因為足不出戶才容易產生煩惱。

像是活動眼睛、觀看捕捉各種東西（視覺腦區），聆聽風聲和人的說話聲（聽覺腦區），還有把那些當作自己的經驗記憶起來（記憶腦區）等，「不斷收集資訊」讓理解腦區變得發達，才是解決煩惱的祕訣。

■煩惱不過是「大腦的物理現象」

煩惱有時會使人脆弱。

為了逃離煩惱，有的人會藉酒澆愁、撒謊、心情鬱悶，甚至是選擇不好的手段。

然而從腦科學的角度來看，**所謂煩惱其實是「大腦想要理解並且前進的症狀」**。

這個時候，「不成熟的腦區」正在拚命地想要成長，正在努力想要讓大腦的枝狀茂盛地延展開來。

心理學和道德上認為「煩惱並不是壞事，而是讓自己成長的機會」，而從腦科學的觀點來看，這句話也是正確的。

說得更直接一點，你的煩惱其實只是一種「物理現象」。

煩惱是你的大腦當下所產生的一種現象，只要大腦稍微改變，煩惱的內容和形式便會確實有所變化。因此，只要讓大腦對於那個煩惱多一分理解，產生出新的理解就好了。

思考腦區和理解腦區負責處理被稱為大腦的工作記憶（working memory）的資訊，讓人能夠正確應對日常生活的大小事。而進一步活化理解腦區，會使得資訊處理的量和速度提升。

另外，感情腦區和理解腦區的連結一旦加深，便能很快地察言觀色和掌握人際關係，自然也就能夠在理解他人和自身情緒的情況下採取行動。

■打造不被煩惱困惑的大腦

理解腦區被活化之後，思考腦區和感情腦區的鬼打牆狀態會產生物理性的變化，之前以為是煩惱的事情將變得不再是煩惱，有時反而還會成為一種樂趣。

你現在所抱持的煩惱，應該也會在大腦改變之後看起來截然不同。從大腦的觀點來看，所謂煩惱就是這麼一回事。

嚴格來說，本章所介紹的冥想法並非解決煩惱的方法，而是用來協助各位打造出不被煩惱所困惑，即便有了煩惱也能在短時間內解決的大腦。

不僅如此，此方法的目的是打造能夠積極面對煩惱的大腦。

只要像這樣打造出「不輸給煩惱的大腦」，就會自然而然找到如何應對煩惱的線索。然後，一旦大腦改變了，現在心中的煩惱或許也就不再是煩惱了。

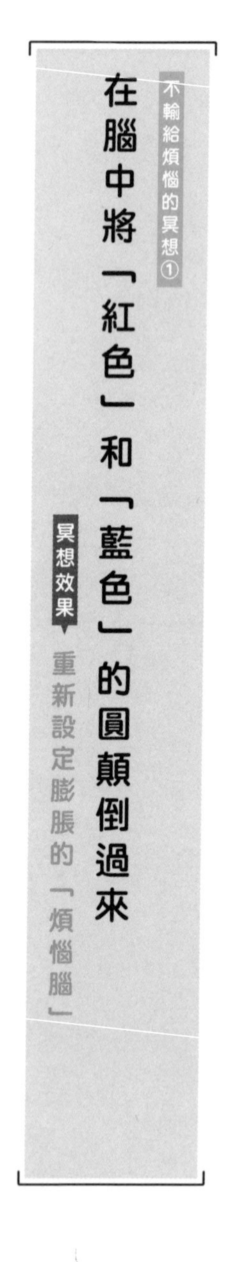

一旦被「煩惱」困住，就會很難從那種思緒中跳脫出來。

這種時候，如果從「其他角度」來看煩惱和自己，有時煩惱會意外地一下就獲得解決，甚至會覺得自己之前被困住是件很不可思議的事。這是因為改變理解的角度，會讓我們明白自己之前的理解有何不足之處。

【做法】

①進行1分鐘的「拉長呼吸」，等到心情平靜下來了，就慢慢地在腦中想像兩個並排的圓（如果很難想像，可以看著111頁的插圖一邊進行）。

②想像腦中浮現的兩個圓之中，右邊的圓是「紅色」，左邊的圓是「藍色」。請一邊進行約1分鐘的「拉長呼吸」，一邊看著紅色和藍色的圓。

③接著將顏色顛倒過來。在腦中將左邊原本是「藍色」的圓變成「紅色」，右邊原本是「紅

色」的圓變成「藍色」。

④一邊「拉長呼吸」，一邊每隔約1分鐘便緩緩地讓③的顏色顛倒過來。重複做個幾次。

【重點】

無法讓圓在腦中浮現的人，可以**準備紅色和藍色的原子筆還有紙，畫出兩個顏色不同的圓**之後再試著冥想。

【解說】

人一旦被煩惱困住，就會感到心情低落，什麼事也不想做。可是只要擱置一段時間，或是站在不同的角度去看問題，經常就能夠面對煩惱而不被情緒左右，進而順利地將事情解決。

想要不被煩惱困住，就要「製造不去思考的時間」。「重新設定大腦」以防止煩惱繼續侵蝕大腦非常重要。

必須暫停此時此刻讓自己被煩惱困住的大腦使用方式，讓膨脹的「煩惱腦」恢復到原本的狀態。為此，我們需要製造「不去煩惱的時間」，而像這裡所介紹的冥想法一樣**「單純的大腦使用方法」就是很有效的做法**。

在腦中「紅↓藍」、「藍↓紅」地改變顏色，是一種讓自己轉換觀點的練習。這樣的練習可以幫助我們自行改變眼前所見之物，也就是能夠改變觀點去面對煩惱。

持續練習一段時間之後，理解腦區不僅會被活化，還能夠巧妙地加以運用，順暢地從煩惱狀態中跳脫出來。

如果以船來比喻，理解腦區就好比是舵手。像「紅↓藍」、「藍↓紅」這樣簡單易懂地鎖定資訊處理的對象，能夠讓在腦中投入注意力的對象變得清晰明確。

透過將意識放在和注意力有關的理解腦區上使其運作，做好掌控煩惱的準備。在這段大腦的準備過程中，人能夠暫時地遠離煩惱，並且重新針對那個煩惱進行思考。

如此一來，想必就能看見之前沒能看見的，或是覺得之前根本沒必要那麼煩惱了。大腦一改變，煩惱的形式便會隨之改變。

等到習慣了之後，就試著自行應用看看吧。

比方說，挑戰讓兩個圓從「橫排」變成「直排」。還有，除了藍色和紅色外，使用黃色、綠色、橘色等各種顏色來挑戰會更有效果。

另外，雖然可能會有點難，不過將圓增加成三個、四個、五個也可以。

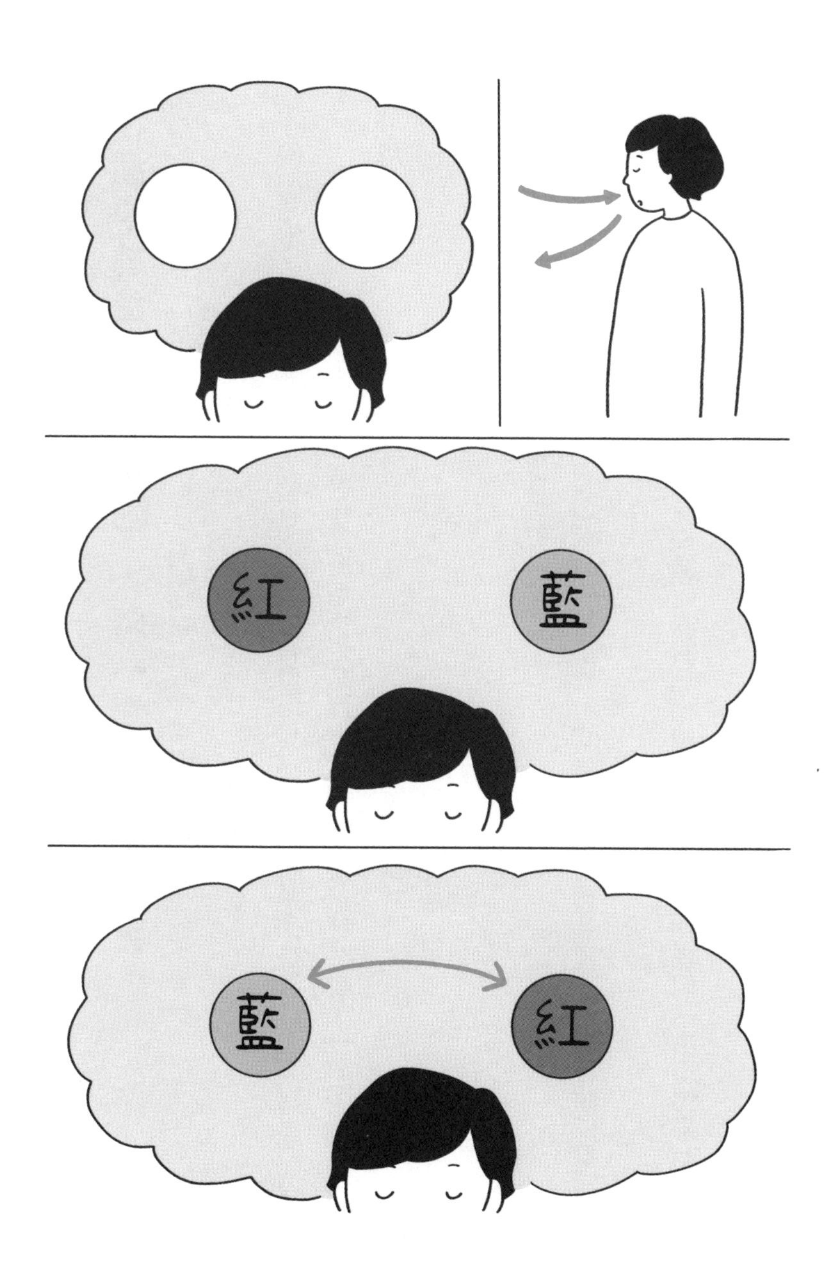
紅
藍
藍
紅

不輸給煩惱的冥想②

在腦中創造「煩惱袋」，將「煩惱」裝進去

冥想效果▼不讓無謂的煩惱消耗大腦

雖然都稱之為「煩惱」，不過有些煩惱只有自己可以解決，有些卻是無法光靠自己的力量解決。若是後者的情況，那麼就算再怎麼煩惱也是無濟於事。所以這種時候，「放手」才是對大腦有益的做法。

【做法】

①首先，在腦中創造一個「煩惱袋」。

做法就是先想像出一個用來裝煩惱的「袋子」。建議是像束口袋一樣，可以將開口縮緊的類型。

②將煩惱在腦中置換成由煩惱記憶集結而成的「物體」形式。然後把那個「由煩惱集結而成的物體」，裝進①的「煩惱袋」中。

想像把「煩惱袋」放在大腦的「記憶腦區」的位置（參考29頁）。

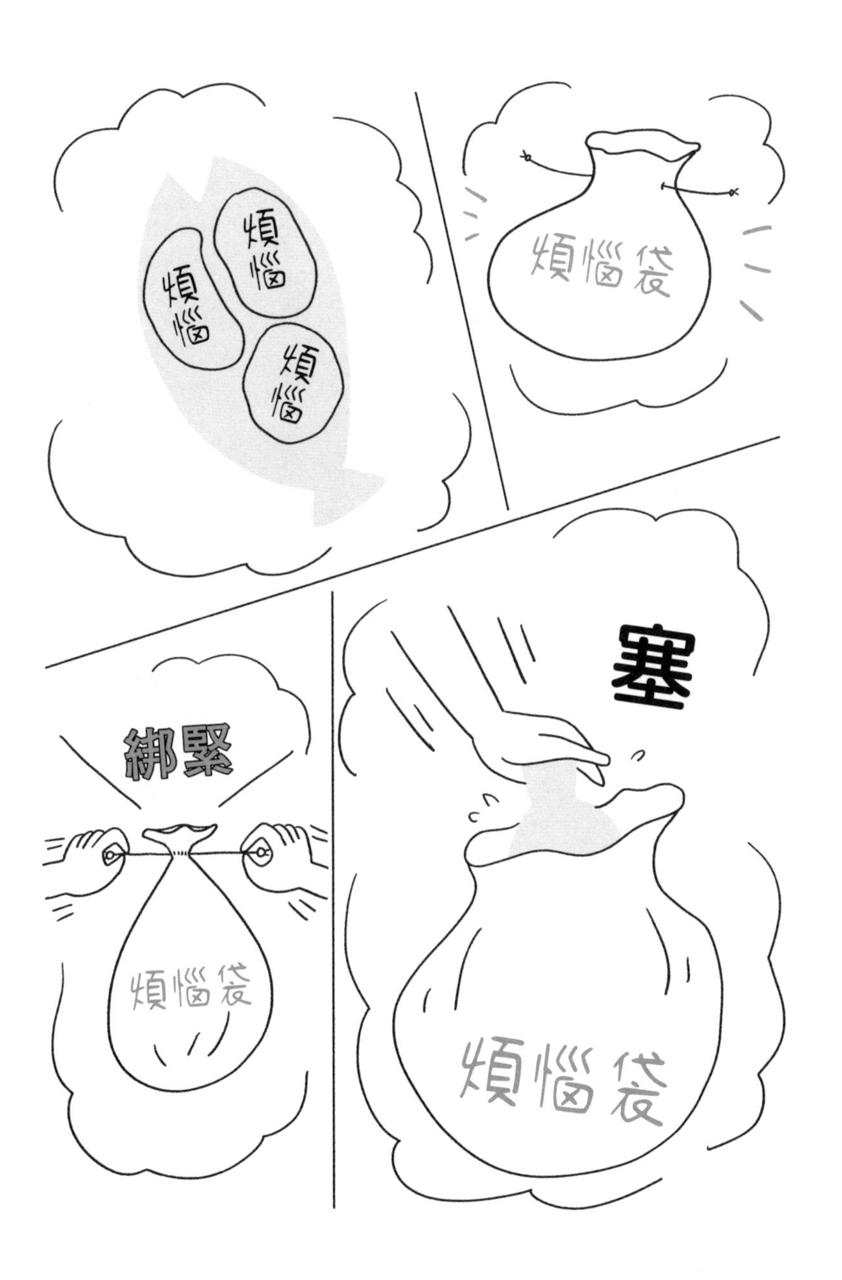
煩惱
煩惱
煩惱
煩惱袋
塞
煩惱袋
綁緊
煩惱袋

【重點】

放在腦中的「煩惱袋」可以在需要時取出，不需要時就擱置在那裡。

「記憶」就像一串的葡萄果實，有著彼此相關的事情會聚集成一串果實的性質。各位可以把「煩惱袋」想成是一串葡萄的果實。想吃葡萄時就回想這串果實，不需要時就收在腦袋的冰箱裡。

「煩惱袋」也是一樣，有空的時候，在腦中實際地想像出一個「煩惱袋」，進行這個冥想。結束後告訴自己，除了冥想的當下外都不要拿出來。

【解說】

即便悶著頭煩惱，現狀也不會有任何改變。那些再怎麼煩惱還是解決不了的問題，有時乾脆一點放棄反而會帶來好的結果。

這時非常有效的做法，就是在腦中創造「煩惱袋」。只要**將「煩惱」從「名為煩惱的框架」中移除**，心情立刻就會變得輕鬆許多。

雖然說「從煩惱框架中移出」，但可能還是沒辦法遺忘，所以請試著加入這個「煩惱袋」的冥想。

將束手無策的煩惱裝進「煩惱袋」，是不被煩惱困住的方法之一。一連串的「煩惱袋」冥想本身，會活化之前沒有使用到的「理解腦區」。

請盡可能生動地、緩慢地想像。這樣才能有效活化理解腦區，取得對煩惱的掌控權。

如前所述，大腦只要改變了，因何煩惱、將什麼視為煩惱的想法也會有所改變，不過其實從腦科學的角度來看，「人的煩惱」大致可分成3種。

首先是「**對過去的煩惱**」。像是當時要是有這麼做就好了，這類對過去發生的事情感到後悔的情緒，或是足以撼動人生根基的心理陰影和討厭的記憶，都是歸類於過去的煩惱。亦可稱為「記憶依存型的煩惱」。

第2種是「**和自己以外的某人之間產生的煩惱**」。像是認識的人、朋友、親子關係等，這種自己和其他人之間產生的人際方面的煩惱，近來讓不少人都備感困擾。這是「對人依存型的煩惱」。

再來最後是「**自己大腦的使用方法所帶來的煩惱**」。因為不知道大腦的機制和使用方法，結果沒辦法按照自己的心意過活而產生煩惱。這是自己折磨自己的「自爆型煩惱」。

那麼，現在問題來了。在這三者之中，能夠自己解決的煩惱是哪一個呢？

答案是第3個的「自己大腦的使用方法所帶來的煩惱」。唯有這個能夠靠自己設法解決。我們無法改變過去的經驗，也沒辦法要求他人依照自己的意思去做，這是非常清楚明白的事實。

這裡很重要的一點是，**除了「自己大腦的使用方法所帶來的煩惱」，其餘都要排除在煩惱的對象之外**。也就是先將它們裝進「煩惱袋」中。

時間一久，有可能會因為自己使用大腦的方式改變，而對過去的經驗重新有了不同的評價，或是對他人的看法有所不同。像這樣在過了一段時間之後，重新找到線索去解決煩惱的情況也是時有所見。

會有「想要馬上解決煩惱」的想法很正常，不過「無法立刻解決的煩惱」要先裝進「煩惱袋」中。

不輸給煩惱的冥想③

丟「沙包」，交互刺激右腦和左腦

冥想效果 沮喪的心情變得輕鬆

當有煩惱時，心情往往都會變得低落。但儘管如此，我們經常卻還是得繼續生活，不能一直這麼沮喪。

這種時候，不妨試試看這個冥想法。藉著從右腦到左腦、從左腦到右腦地轉換使用的腦區，讓受到煩惱支配的大腦獲得解放，幾乎快被壓垮的情緒也會變得輕鬆起來。以下介紹兩種做法。

【做法〈之一〉】

①準備2個沙包。

如果手邊沒有沙包，改成乒乓球也無妨。假如要自己製作沙包，只要準備兩張面紙，讓兩隻手各拿一張揉成團即可。或是將報紙裁成大約二分之一的大小揉成團。

②站起來，用兩手丟沙包。

③接著，一邊將大腿抬至腹部（軀幹）的前方（確實抬到90度左右）踏步，一邊丟沙包。

④盡可能帶著玩樂的心情丟久一點。最好可以玩個10分鐘。

【重點】

仔細看著從手中往上拋的沙包，「**不要讓視線離開沙包**」。等到丟得很順手了，就盡可能往上拋高一點。

【做法〈之二〉】

①準備1個沙包。用「右手」拿沙包，兩手展開約1公尺。

②用右手讓沙包經過頭頂上方，丟向左手，然後用左手接住沙包。這時，請先預測並想像丟出去的沙包所描繪出來的拋物線，再開始丟。

③接著用左手往上拋，經過頭頂上方，用右手接住。

④能夠做到②~③之後，就以經過「眼前」的高度來丟沙包。下一次再換成「頭頂上方」……像這樣交互變換高度，一邊說「高」、「低」，一邊往上拋。

⑤等到丟得很順手了，就站起來，試著邊「踏步」邊丟。

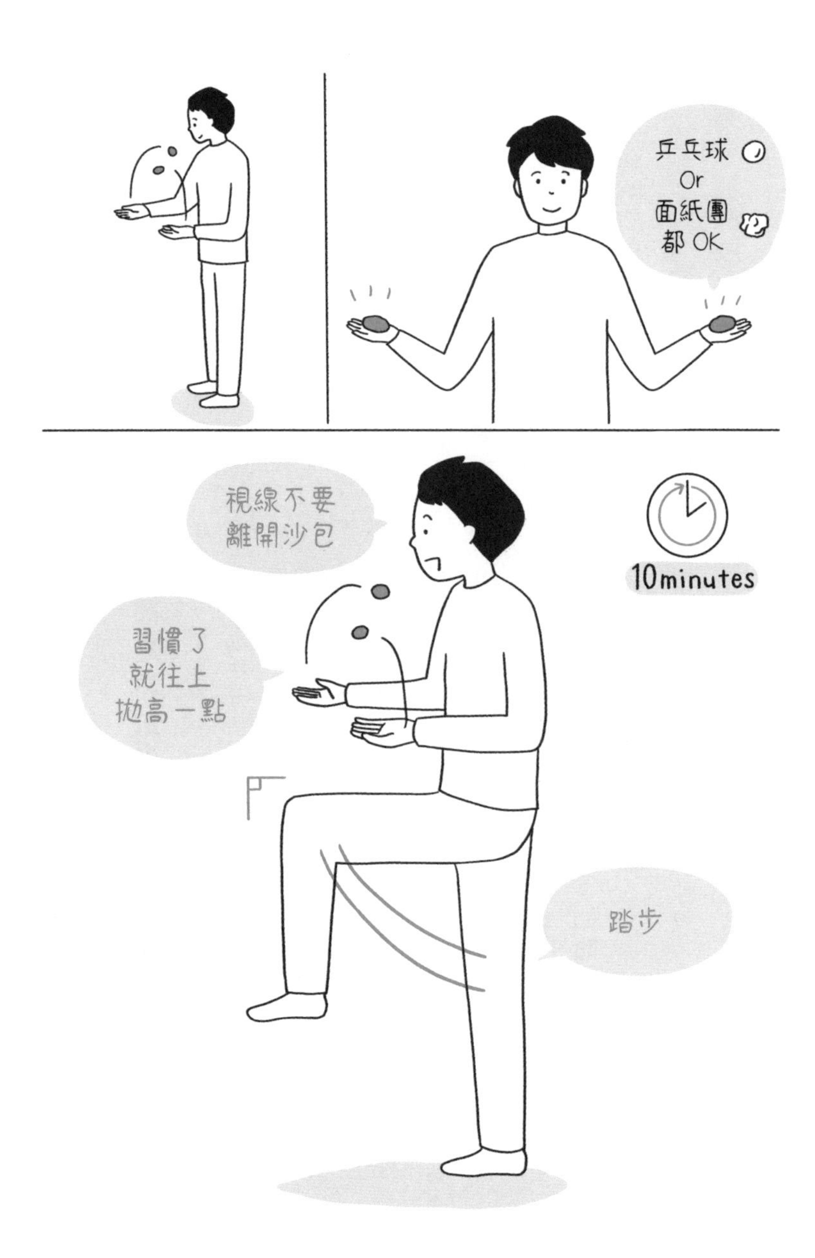
乒乓球
Or
面紙團
都 OK
視線不要
離開沙包
10minutes
習慣了
就往上
拋高一點
踏步

【重點】

這裡最重要的一點，既不是確實接住，也不是拋接得很快。

重點是**在往上拋之前，先在腦中預測並想像沙包所描繪出來的拋物線**。說「高」的時候，要在腦中想像高的拋物線。說「低」的時候，則要在腦中描繪出低的拋物線。

假使能夠做到這一點了，就請同樣一邊在腦中「想像拋物線」，一邊練習做法〈之一〉。

【解說】

想要將煩惱趕出腦袋時，丟沙包是最簡單快速的方法。

「煩惱」這個行為多半無解，並且處於理解腦區沒有被好好使用的狀態。如前所述，這時都是使用思考腦區和感情腦區，讓老舊的記憶不停在原地打轉。

活動雙手進行的「丟沙包」需要空間認知能力，因此會被迫使用視覺腦區和理解腦區。

不僅如此，由於還必須從思考腦區下達動手的指令給運動腦區，如此一來，原本用來煩惱的思考腦區的迴路就無法使用了。

尤其丟沙包除了活動雙手、雙腳外，還必須用眼睛追著在動的沙包，所以會同時使用到運動腦區、理解腦區、視覺腦區、思考腦區，而隨著之前用來煩惱的大腦迴路被取代，人自然也就沒辦法再繼續煩惱了。

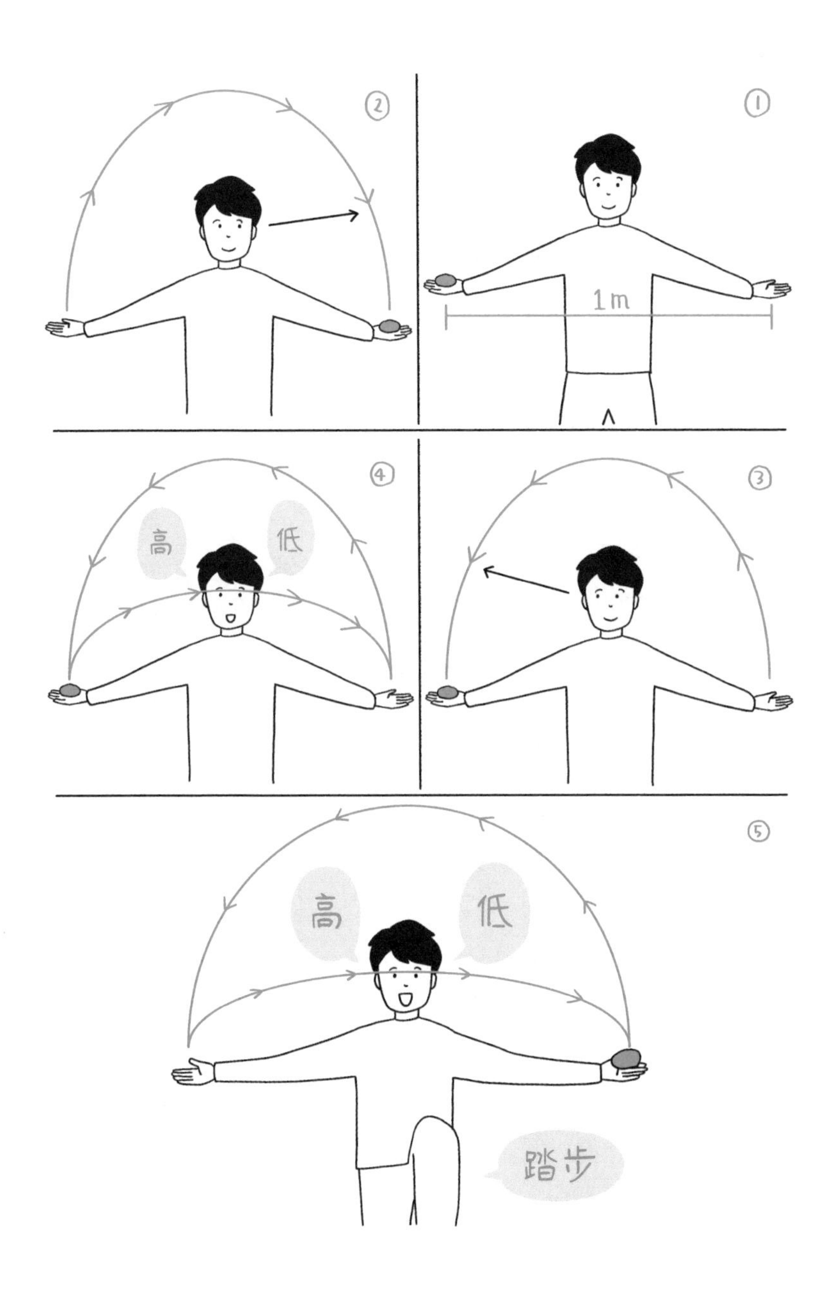
①
1m
②
③
④
高
低
⑤
高
低
踏步

丟沙包雖然只是簡單的動作，卻是一項很好的運動。

無論何種運動，「活動身體」這件事都有助於進行「**替換之前所使用的大腦迴路**」的作業。只要充分運用理解腦區，這項作業就能順暢進行。

原先感到煩惱的人，之所以會在慢跑或散步之後轉換心情、重新打起精神，是因為他自己轉換了腦區。本來一直在原地打轉的大腦迴路消失之後，大腦就會從煩惱中獲得解放，心情自然也就變得輕鬆許多。

只不過，人一旦習慣某件事情，就會在某種程度上變得機械化。丟沙包也是一樣，一旦習慣之後，就算不經由思考腦區，運動腦區也會自己動起來，這樣就對於消除煩惱無效了。這時，建議可以**將沙包的數量增加為3個，或是準備重量不同的沙包**，花點心思來創造變化。

除此之外，丟沙包的同時「一邊唱歌」也很有效。由於這樣也能同時使用到傳達腦區，因此更能夠有效地轉換腦區。請各位務必挑戰看看。

不輸給煩惱的冥想④

雙手合十，盡可能緩慢地上下移動

冥想效果 打造能夠解決煩惱的大腦

在這之前，我介紹的是以打造「不輸給煩惱的大腦」為目的的冥想法，不過現在我要更進一步介紹如何有效打造「能夠解決煩惱的大腦」。其關鍵在於憑藉自己的意志，讓「意識」動起來。

【做法〈適合新手〉】

①站著輕鬆地垂放雙手，兩腳打開與肩膀同寬。

②接著，緩緩地在胸前合掌（讓雙手手掌在臉或胸前相對）。

③用鼻子吸氣，鼻子吐氣。放鬆肩膀。

④保持合掌的姿勢，慢慢地邊說「一～」邊吐氣，並將手掌朝上、往前送出。

⑤吸氣之後，慢慢地邊說「二～」邊吐氣，並將手掌朝上，兩隻手臂往左右打開。這時，要把意識放在兩手的中指前端。

⑥吸氣之後，邊說「三～」邊吐氣，並將左右延伸的手臂像畫弧形般慢慢地舉起，讓左右手掌在頭頂上方相對。請想像放在指尖上的意識合而為一。

⑦吸氣之後，邊說「四～」邊吐氣，讓在頭頂上方合掌的手回到胸前。回到②的狀態。

⑧將②到⑦的動作重複約10次。

【重點】

請像打太極拳一樣緩慢進行。祕訣是在所有過程中，都要持續將意識集中在指尖上，不要轉移注意力。動作要「**盡可能地放慢**」。

【做法〈適合熟練者〉】

剛才所介紹的〈適合新手〉的做法，是使用「一」、「二」、「三」、「四」的數字。等到習慣之後，這次就換成使用「般若心經」的一節經文。

也就是「羯諦　羯諦　波羅羯諦　波羅僧羯諦　菩提薩婆訶」這句話。

①雙手合掌，緩緩地念誦「羯諦　羯諦　波羅羯諦　波羅僧羯諦　菩提薩婆訶」3次（盡可能用背的）。

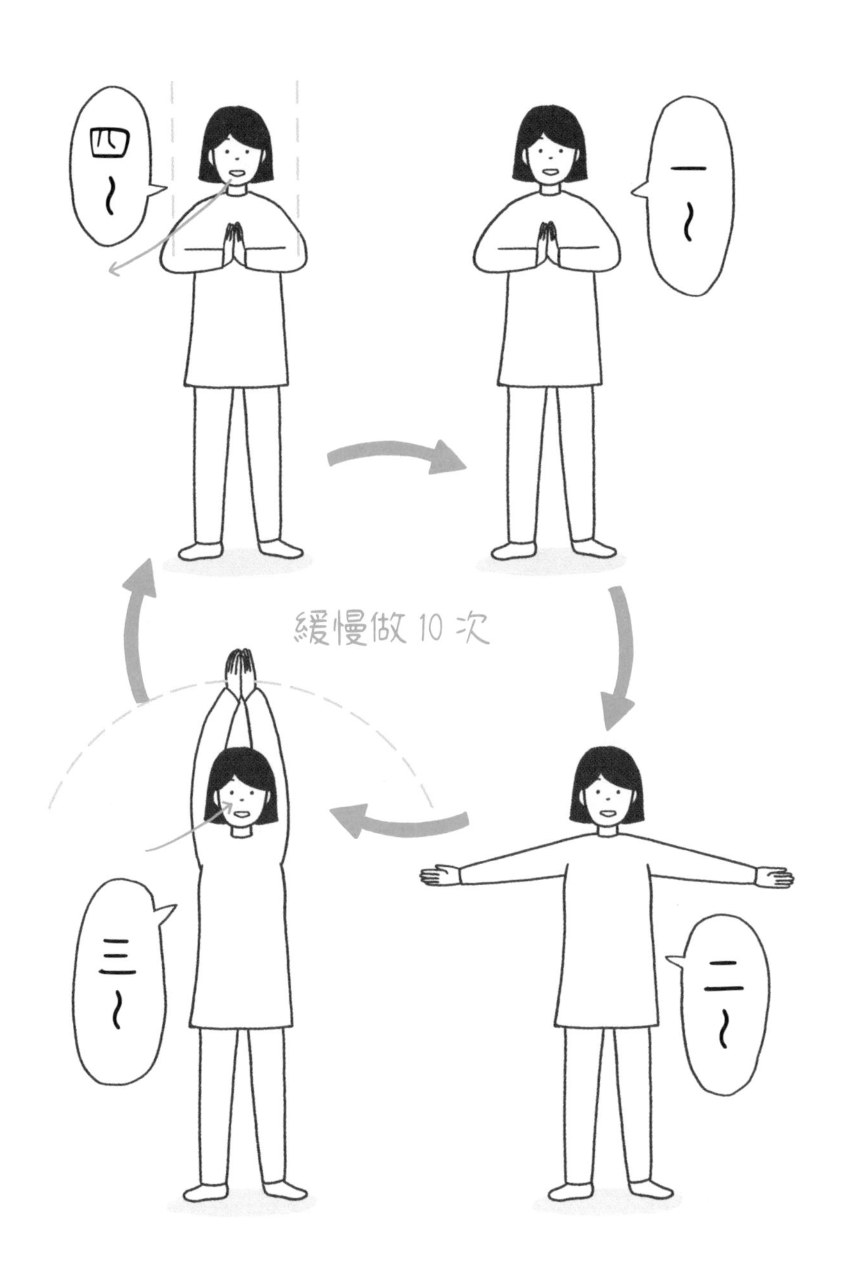
一～
二～
三～
四～
緩慢做 10 次

②緩緩地念誦「羯諦　羯諦」（來取代「一～」）。
③緩緩地念誦「波羅羯諦」（來取代「二～」）。
④緩緩地念誦「波羅僧羯諦」（來取代「三～」）。
⑤緩緩地念誦「菩提薩婆訶」（來取代「四～」）。
⑥緩緩地重複這個動作約10次。

【重點】

無論你是信仰什麼宗教，都請抱著享受一節般若心經「聲調」的心情來嘗試念誦。聲音很小也無所謂，**請記得進行時要一面緩緩地呼吸**。

順帶一提，這句話直譯的意思是「去吧，去吧，前往真實的世界。和眾人一同前往開悟的境地」。我很喜歡這一節經文，經常會在冥想時使用。

【解說】

人在煩惱的時候，意識會一直停留在煩惱的對象上，無法移動去別的地方。不要說無法關注其他事物了，甚至沒辦法去意識自己的指尖。

想要不輸給煩惱並將其解決掉，首先要從憑藉自己的意志，讓那樣的意識動起來開始。

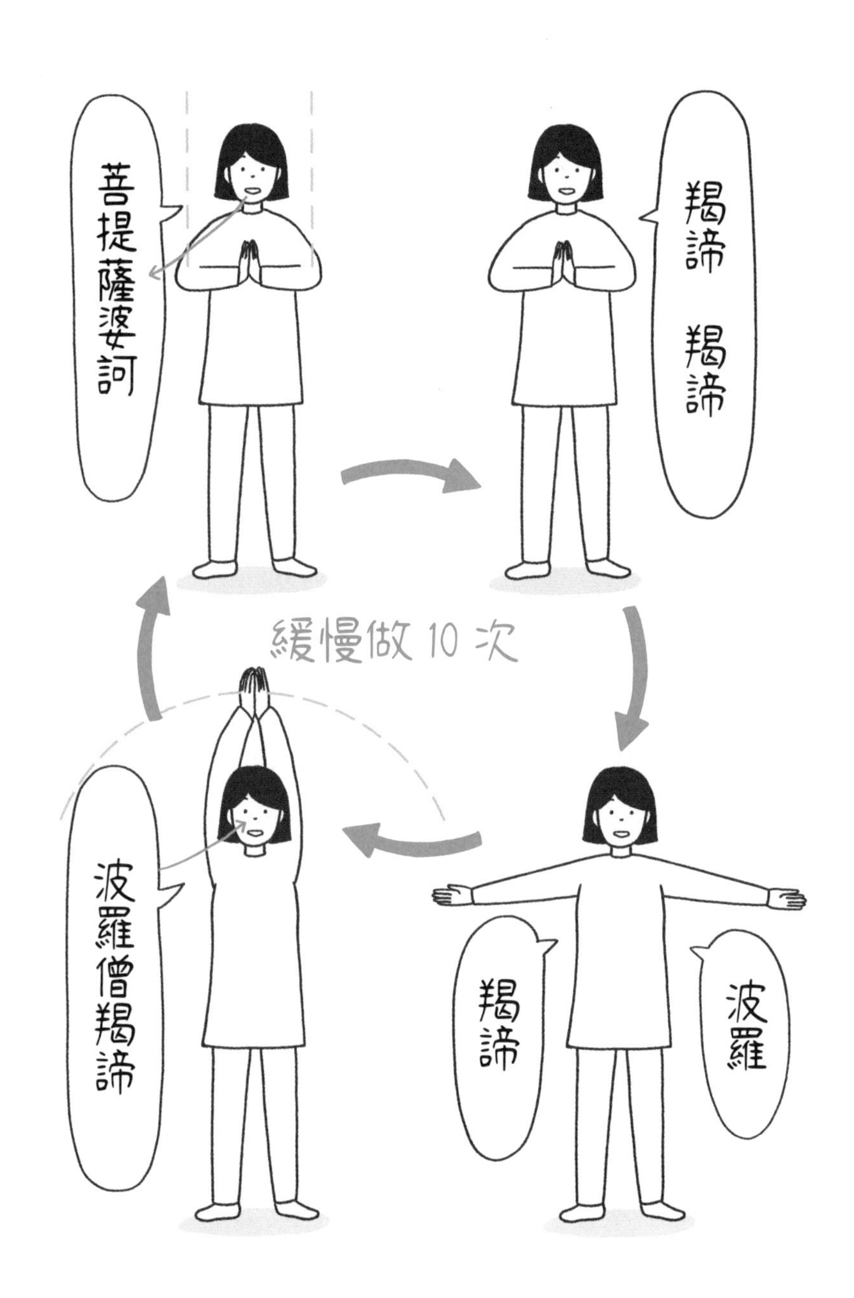
菩提薩婆訶
羯諦 羯諦
緩慢做 10 次
波羅僧羯諦
羯諦
波羅

只不過，如果只是曖昧不明地告訴自己「來轉換心情吧」實在很困難，因此**要將「投入意識的對象」設定為自己的身體**。如此，便能讓運動腦區和理解腦區一起活動起來。

「將意識擺在自己的身體上」可以是像這個冥想法一樣，將注意力放在自己的指尖上。不僅如此，念誦數字或般若心經的一節，還能同時使用到傳達腦區和運動腦區。

另外，以下的方法也推薦各位嘗試看看。

雙手往前伸直，緩緩地將意識擴大至手臂展開的範圍。然後，將意識放在離自己最遠的中指（有些人是食指）的前端。

接著，將雙手往左右打開後，讓手臂往頭頂上方延伸，將意識放在手重疊的部分上。然後雙手合掌，回到原本的位置（水平）。

這個動作做起來雖然簡單，卻需要具備空間認知能力，除了運動腦區外，也會大大地活動到理解腦區。

我們在進行這個動作時，會將大腦的思考腦區和感情腦區中原地打轉、停不下來的意識，分成右手和左手兩個部分。在分成兩部分的狀態下，我們不會察覺到意識被分開了，直到做出合掌的動作，才會終於意識到這一點。

深陷煩惱之中的人，很難同時注意到身體的兩處。也就是說，他們只會把注意力集中在自己正在煩惱的事情上，沒辦法思考其他事情，也無暇同時關注兩件事。

當變得能夠同時關注兩個地方時，就表示自己對抗煩惱的能力增強了，當然使用大腦的自由程度也會大幅躍升。

我想，只要做了這樣的冥想，對於眼前的各種問題，像是公司、家庭、自己的事情等，應該就能以更寬廣的角度去思考。

實際上，我的患者在做了這套冥想後，也表示自己變得能夠在工作上同時進行多個不同類型的案件。

有不少人在利用「大腦和身體的機制」，將「心中的煩惱」、「情緒問題」等原本關注的對象，替換成自己的身體之後，頓時感覺輕鬆許多。

煩惱是產生在頭腦裡，沒辦法用手去除的東西。

即便是無法手動去除的煩惱，也能透過活動現實中自己的身體和大腦，間接地讓煩惱本身動起來，進而將其消除。

大腦停止運作的狀態，可以透過活動身體加以改變。身體在活動的時候，大腦也同時在運作。因為**煩惱是「大腦運作不順暢的狀態」**，所以活動身體可以讓人不會產生煩惱。這便是大腦的機制。

像這樣當煩惱產生時，就隨機應變地進行冥想，鍛鍊大腦和身體的機制，是腦科學式冥想的意義之一。

第4章

在腦中打造「切換開關」的冥想

隨心所欲地控制大腦的開關

讓「思考腦區」變得發達的冥想

■成為「想成為的自己」的大腦使用方法

你是否偶爾會明知必須專心工作或讀書，卻提不起勁來，反而開始動手打掃房間，或是忍不住一直上網呢？無法專注在該專注的事情上，拖拖拉拉地浪費時間……有過這樣的經驗嗎？

想要「讓事情能夠按照自己所想的進行」，我認為靠自己控制使用大腦的方法，是最快也最理想的方式。

比方說，工作時就將大腦瞬間切換成工作模式，需要專心時就開啟專心模式，只要能夠做到這一點，就不會因為事情進行得不如己意而煩惱、懊悔、焦慮了。

話雖如此，但實際上能夠切換得如此巧妙的人並不多。

切換得巧不巧妙這一點，其實只要觀察「**額葉的左側**」即可得知。

以我所開發的加藤式ＭＲＩ腦部影像診斷法來觀察，可以發現切換能力不佳者的左腦額葉，也就是左腦的「思考腦區」，明顯有部分並未呈現黑色，亦即處於不成熟的狀態。

而能夠確實切換的人，枝狀部分則是黑色的，表示他的「左腦的思考腦區」十分發達。

不僅如此，左腦的思考腦區這個部分也和執行功能有關，肩負著對運動腦區下達指令、將計畫付諸實行的重要任務。「負責執行」的司令塔一旦衰弱，大腦便會處於很難開啟開關去執行事務的狀態。

若要比喻的話，大概就好比一台即便操作方向盤，反應也很遲鈍、容易發生事故的破車子吧。由於執行鈕不夠靈敏，因此經常會發生做事情半途而廢，或是沒做的話就一直不會去做的情況。

切換開關，也就是思考腦區發達的人，能夠在必要時切換成必要的腦區。

假使能夠巧妙地切換，工作起來就會順利許多，看待事物的態度也會變得有彈性，簡單來說，就是人生會變得更加順遂。

好比切換電視的開關就會換頻道一樣，只要能夠操控自己的腦區，就會更容易適應自己想要適應的方向。

換句話說，就是能夠更有效率地朝想要成為的自己邁進。

■何謂大腦的開關？

想要巧妙地操控大腦的開關，必須要有開和關這兩種切換模式，其中「開」是指「**大腦從現在開始專心**」，而「關」則是「**大腦結束專心**」。

然後，位於開和關之間的是「持續力」。

按下開之後，會處於保有持續力的專注狀態，按下關則會從專注中獲得解放。這便是所謂的切換。

而這個幹勁的持續力，是以「右腦的思考腦區」為中樞。

所以從大腦的機制來看，便是由右腦的思考腦區製造出幹勁和持續力，由左腦的思考腦區進行開關切換。

■憑自我意志切換開關

其實，我們從小就有「開關大腦」的經驗。

例如在運動會上賽跑時，「預備，咚！」的訊號一出便開始跑是「開」，穿越終點線後停止跑步則是「關」。

另外，在學校參加考試時聽到老師說「開始！」思考開關就會被打開，聽到「停筆」的號令後停止思考就是關。

只不過在多數情況下，這些開和關都是因為「外在環境」而產生。

我之所以這麼說，是因為人會受到運動會之類的情境、考試的時間，長大後則是公司的上班時間、截止日期、上司的要求等各種條件的影響，所以就結果而言其實是「被迫」開關。

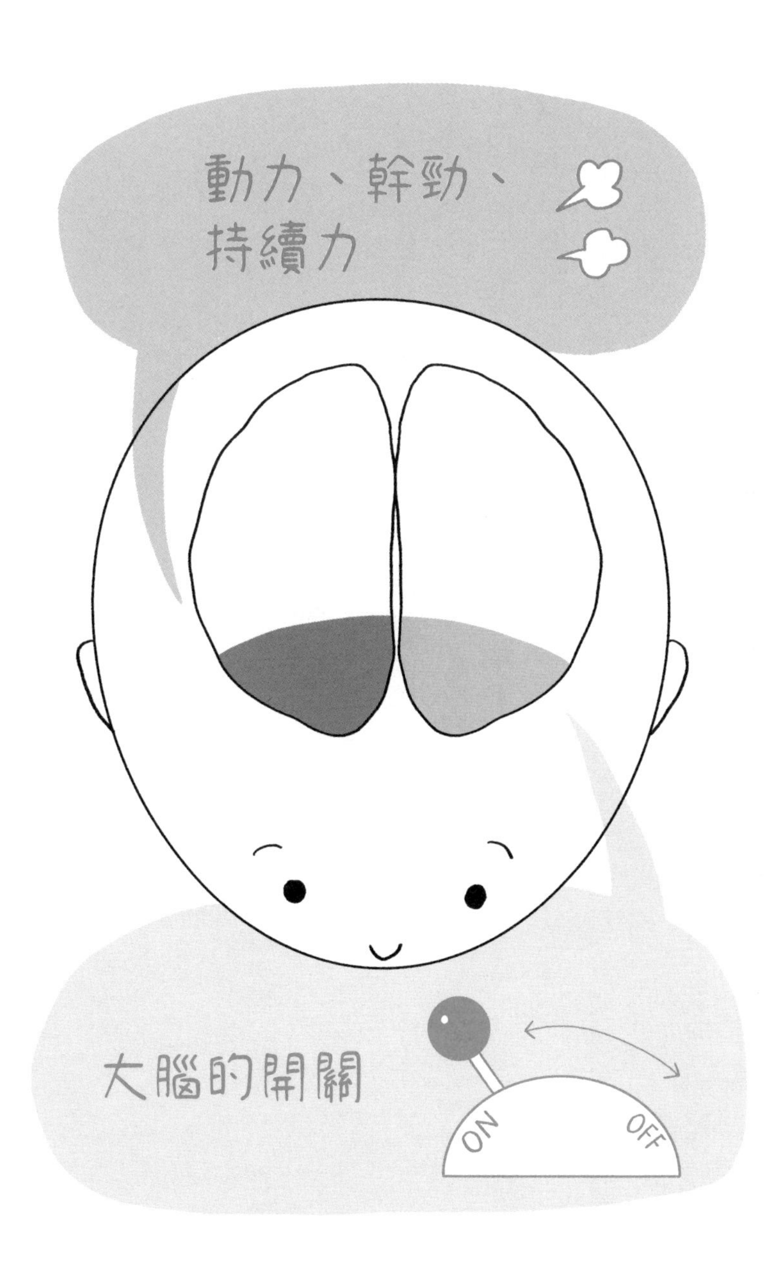
動力、幹勁、
持續力
大腦的開關
ON
OFF

但是，如果能夠「憑自己的意志開關」，想必就能將人生活得更加自由自在，而不會虛度光陰。

那麼，究竟該如何切換開關呢？

答案就是「憑自己的意志，對自己的大腦下達指令」。開啟開關是對大腦傳達「從現在開始做」的意識，關閉開關則是告訴大腦「結束」。意識到模式的切換，對大腦來說是很重要的一件事。

這時的重點在於，**盡可能具體地決定目的和欲望**，像是「開始什麼」、「停止什麼」。除此之外，必須**明確地決定時刻**，也就是「何時執行那件事」。

假如「沒有明確的目的」，大腦便會不知道該使用哪個腦區而陷入迷惘，無法開啟或關閉開關。另外，決定時刻會讓「記憶腦區」啟動，讓開關的切換變得比較容易。

倘若光憑意識仍無法切換模式，這時建議可以「寫在紙上」。讓接下來要做的事情及其開始的時間「可視化」也是一個方法。

之所以這麼說，是因為左腦的思考腦區有著一項特徵，那就是和語言功能之間的連結很強。只要準備筆記本寫成文字，便能經由書寫這項行為使用到傳達腦區和運動腦區。另外，重新檢視文字的動作還能讓視覺腦區發揮作用，自然也就比較容易切換模式。

■在日常生活中強化「切換開關」

想要打造並強化大腦的「切換開關」，有一個簡單的方法可以在日常生活中做到。

①開啟的練習……早上按時起床。

②關閉的練習……晚上關掉電燈和電視，做好就寢準備後上床睡覺。

③持續力的練習……晚上11點前就寢。1天睡7小時以上。

這三項練習是腦科學式冥想中最基本的要領。請務必先試著練習一星期，可以的話就持續一個月每天都做到這幾點。

首先是早上。藉著每天在固定的時間起床，讓身體記住開關的節律。雖然可能會有人很難從被窩裡面爬出來，不過這種時候還是要硬逼著自己下床。

「**睡眠**」對大腦而言十分重要。這對於切換大腦的開關是絕佳的訓練方式。

「下床」這個動作會使用到運動腦區。接著若是繼續採取刷牙、洗臉等會刺激運動腦區的行動，開關就會更容易被打開了。

在工作表現優異的商務人士之中，有些人早上會先去慢跑、散步或游泳，然後才去上班，而那些行動同樣也是他們幫助自己開啟開關的方式。

■為什麼「夜晚」尤其重要？

令人意外的是夜晚尤為重要。這是因為，有很多人即便能開啟開關，卻沒辦法關閉開關。

各位是否偶爾會開著電燈和電視，在一陣睡意來襲後就這麼睡著了呢？這就是沒有關閉開關的狀態。

做好就寢的準備後，關掉電燈和電視、放下手機，然後告訴大腦「好了，來睡覺吧」，這才是真正按下了關閉鍵。

如果在開關還是打開的狀態下就寢，大腦會沒辦法好好地休息。腦袋在無意識間想起煩惱的事情，然後就愈來愈睡不著覺……甚至有可能發生這種狀況。

另外，若是沒能關閉開關，之後也會無法開啟開關。

這種狀態一旦反覆上演，切換開關就會在不知不覺間變得不受控制。

■需要反覆進行好幾次

當然，有時還是會碰上「早上沒能按時起床」、「晚上明明想要睡覺，可是卻精神很好睡不著」的時候，不過這並沒有關係。

重要的是將眼光放長遠。就算有幾天做不到也無妨，只要慢慢地養成習慣就好。為了養成這樣的習慣，請徹底遵守「睡眠時間」，不要犧牲睡眠拚命工作，也盡量不要在晚上9點以後工作。

沒有切換開關的人有一項特徵，就是有「不擅長掌握長期時間」的傾向。這種人通常只要做不到就會馬上放棄，或是責備自己，可是打造切換開關需要一定程度的時間。

請先試著反覆進行這三項練習一個星期。在一天的開始開啟大腦，然後在一天結束時正確地按下關閉鍵。

這個單純的反覆行為，正是切換開關最重要的基礎。

從下一頁開始，將會依照不同目的介紹打造開關的方式。

從幹勁開關到平息煩躁情緒的開關，以下的冥想法全都有助於切換大腦的模式，請各位務必當作參考。

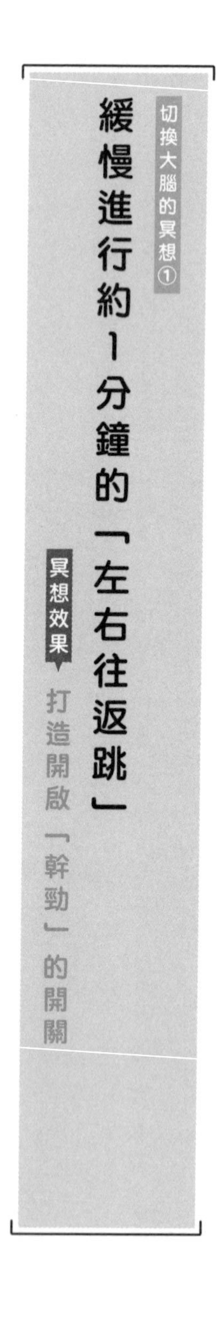

切換大腦的冥想①

緩慢進行約1分鐘的「左右往返跳」

冥想效果 打造開啟「幹勁」的開關

明明必須去做什麼事情，卻遲遲無法展開行動、提不起幹勁、沒辦法切換模式。如果你有這種情況，那麼建議你試試看這個方法。只要透過活動身體讓「運動腦區」動起來，就能自然採取行動了。

【做法】

①抬頭挺胸站直。

②一下往左、一下往右地「左右往返跳」。持續約1分鐘。

【重點】

一開始動作不要太激烈，請一邊看著手錶或是按下計時器，**以「每10秒往返1次」的速度，緩慢地左右跳躍**。

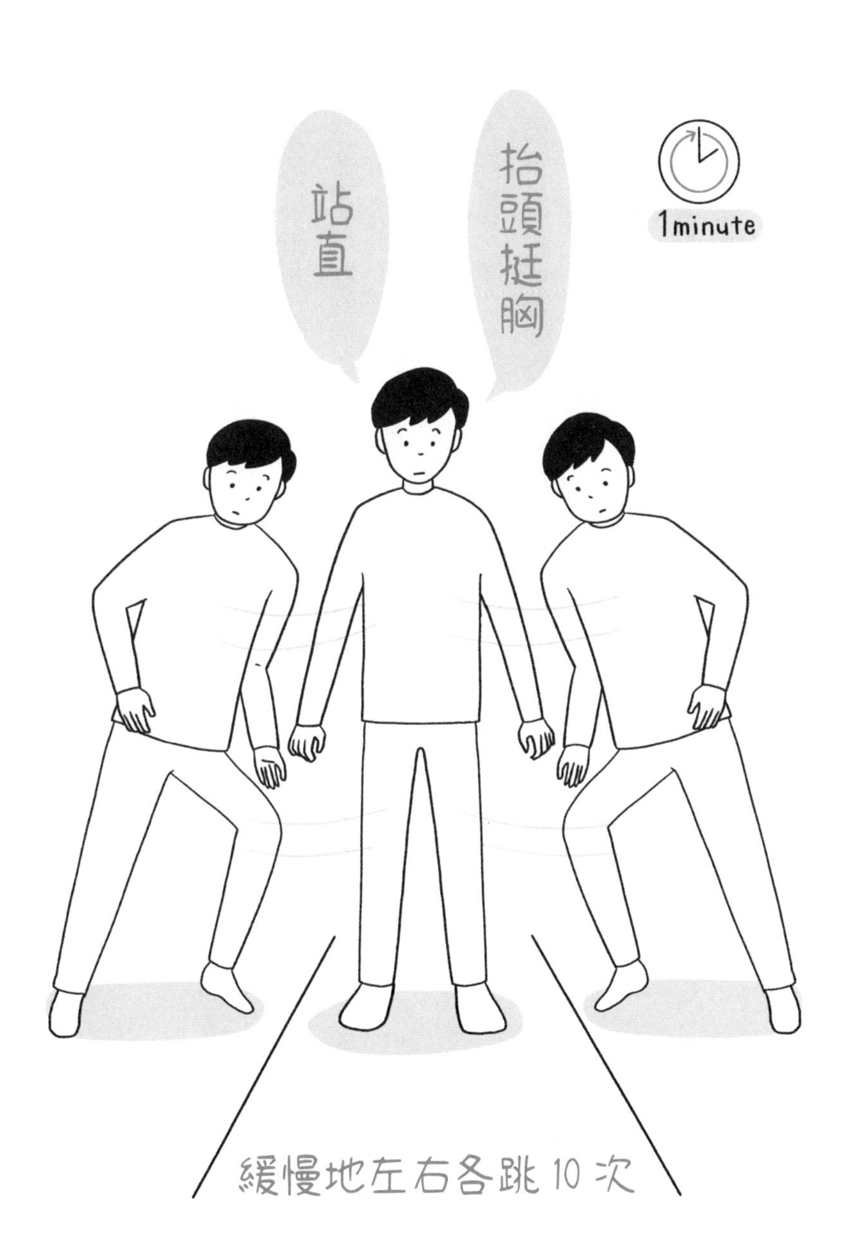

1minute
抬頭挺胸
站直
緩慢地左右各跳10次

等到跳得很順了就加快速度，嘗試「每分鐘往返10次」。

【解說】

各位可能會心想「這就是開關？」不過這麼做在腦科學上確實是有意義的。

要讓大腦順暢地切換，最有效的做法就是「**交互地意識右和左**」。

雖然將右眼和左眼、右腳和左腳、右手和左手分開來交互使用也可以，不過能夠以最有效的方式意識到全部的就是「左右往返跳」。由於「左右往返跳」能夠以整個身體去意識左和右，因此是培養切換開關一項很好的練習。

另外，明明非做什麼事情不可卻無法立刻行動，是「不想做」、「好麻煩喔」之類的念頭在思考腦區裡打轉，以致無法切換成運動腦區的關係。

因為只有讓運動腦區動起來採取行動，才有辦法立刻去做什麼事，所以就這一點來看，左右往返跳也是十分有效的做法。

「活動身體的行為」會促使我們察覺自己的意志。

就以拳擊手為例，拳擊手出拳時需要「我要出拳」的意志對吧？也就是說，意志會激發幹勁，也會提升我們的精力。

活動身體時的重點，在於「明確地想像自己應該去做的事情」。

像是「我要從9點開始工作！」、「我從10點開始要做另一件關於○○的事情」，具體而清晰的想像會讓大腦容易產生反應，並且迅速地切換模式。

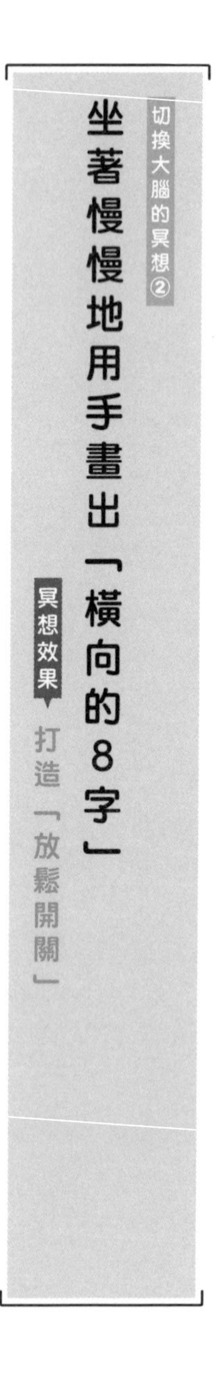

切換大腦的冥想②

坐著慢慢地用手畫出「橫向的8字」

冥想效果▶打造「放鬆開關」

若能將「放鬆開關」運用自如，就可以讓大腦獲得自由。建議在想要消除緊張感、解放疲憊的大腦和心靈時進行這個冥想。各位不妨在短暫的工作空檔或喘口氣休息的時間，試試看這個方法。

【做法】

①坐在椅子上，雙手合掌於胸前。用左右手分別畫出橫向的8字。

②首先，讓手掌像要往左右畫出8字一樣，朝下方展開。這時要從鼻子吸氣，讓腹部膨脹。

③讓手掌朝上，一邊緩緩地從嘴巴吐氣，一邊像在畫「8字」般，同時讓雙手靠近肚臍。

④雙手來到肚臍附近後，這次讓手掌朝上，一邊從鼻子吸氣，一邊再次將雙手往左右展開。

⑤反覆進行②到④。請慢慢地做一組共10次。

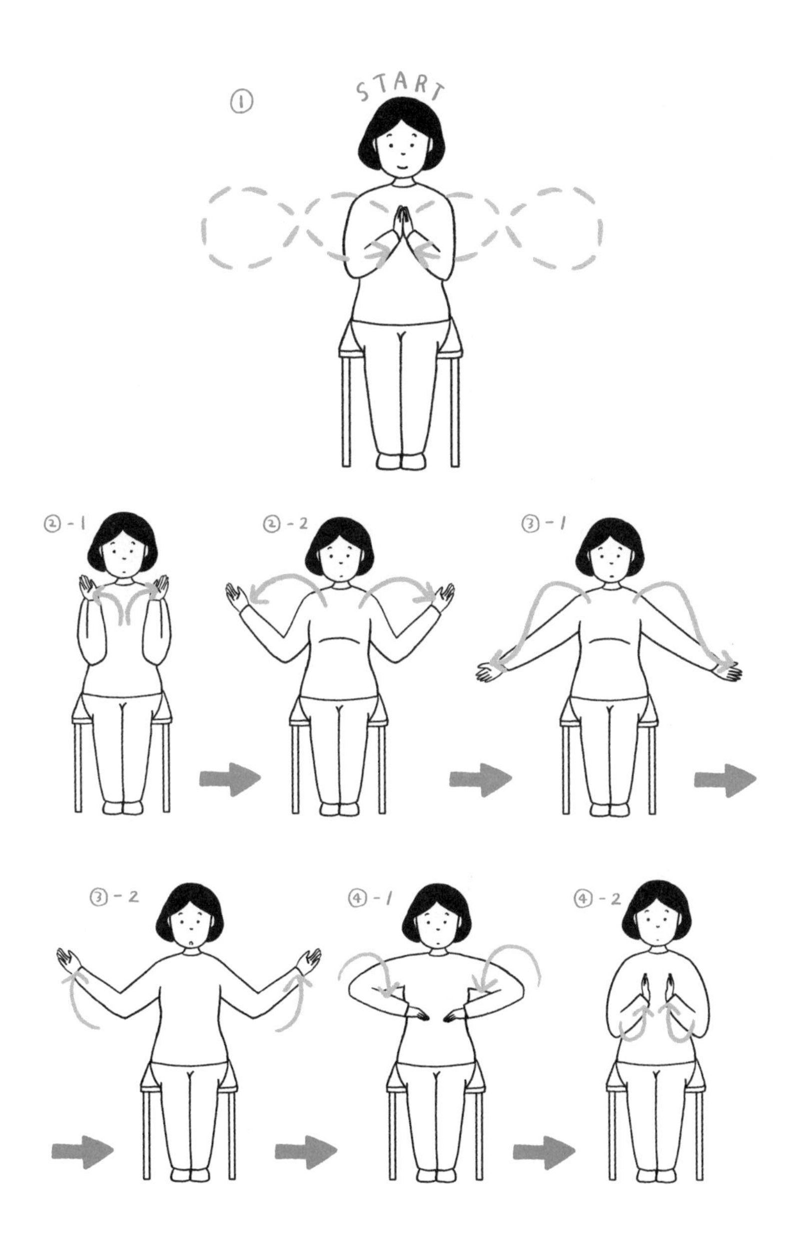
①
START
②-1
②-2
③-1
③-2
④-1
④-2

【重點】

不要只動手臂，而要想像從肩胛骨開始活動。**請一邊呼吸，一邊慢慢地完成動作**。假使做的時候很難配合呼吸，可以只先做手的動作就好。

【解說】

這是我和日本水上芭蕾代表隊的總教練井村雅代女士聊天時，所想出來的方法。而這個手的動作，正是選手在水中踩水時的動作。

冥想時很重要的一點是要在放鬆狀態下進行，為此，保持「**正確姿勢**」不可或缺。因為姿勢愈正確，就愈能專注在想要鍛鍊的腦區，但是如果姿勢不佳，啟動的就會是其他腦區了。

這裡所說的「正確姿勢」，是指在坐著的狀態下保持左右平衡。頭要維持在通過身體正中央的延長線上。

而要有正確的姿勢，就要從「坐骨」開始確實坐穩在椅子上，並且將意識放在肚臍下方約9公分處的「丹田」，將背部打直。

做出這個水上芭蕾會做的動作，能夠讓我們無意識地保持正確良好的姿勢。

儘管水上芭蕾選手理所當然兼具了能夠在水裡游來游去的肌力和體力，但也是因為選手有

「正確的姿勢」，才不會帶給大腦多餘的負擔，可以一心一意專注在游泳上。我想，也正因為如此，選手才能在水裡持續漂浮好幾個小時。

同樣地，地面上的我們只要保持「正確姿勢」，原本歪斜的身體就會獲得調整，並且放掉全身的力氣，讓大腦呈現放鬆狀態。

大腦放鬆了，全身肌肉便不再緊繃，不只是運動腦區，就連思考腦區也不會進行多餘的活動。一旦神經細胞不再白白地耗費氧氣，讓大腦處於氧氣供應充足的狀態，思考腦區的容量自然便會提升。

也就是說，當大腦擁有能夠應對任何事情的彈性，並且做好無論發生什麼情況都有辦法說「儘管放馬過來」的準備，大腦才是真正處於放鬆狀態。為了讓大腦進入那種狀態，這個打開放鬆開關的8字動作是相當有效的方法。

切換大腦的冥想③

持續注視一點約1分鐘

冥想效果▼打造「重整思緒」的開關

你是否曾經因為太努力工作或讀書，結果導致腦袋再也轉不動呢？如果這時還是必須讓頭腦運轉、必須去處理別的事情，那就試試看這個重整思緒的腦科學式冥想吧。

【做法】

①慢慢地「拉長呼吸」（參考38～40頁）。

②一邊呼吸，同時注視一點約1分鐘。

注視的點無論是哪裡都無所謂。也可以在相當於自己視線高度的位置做記號，或是在紙上畫「●」貼在牆上。

【重點】

一邊想像「視覺路徑」（參考57頁），一邊專心凝視。

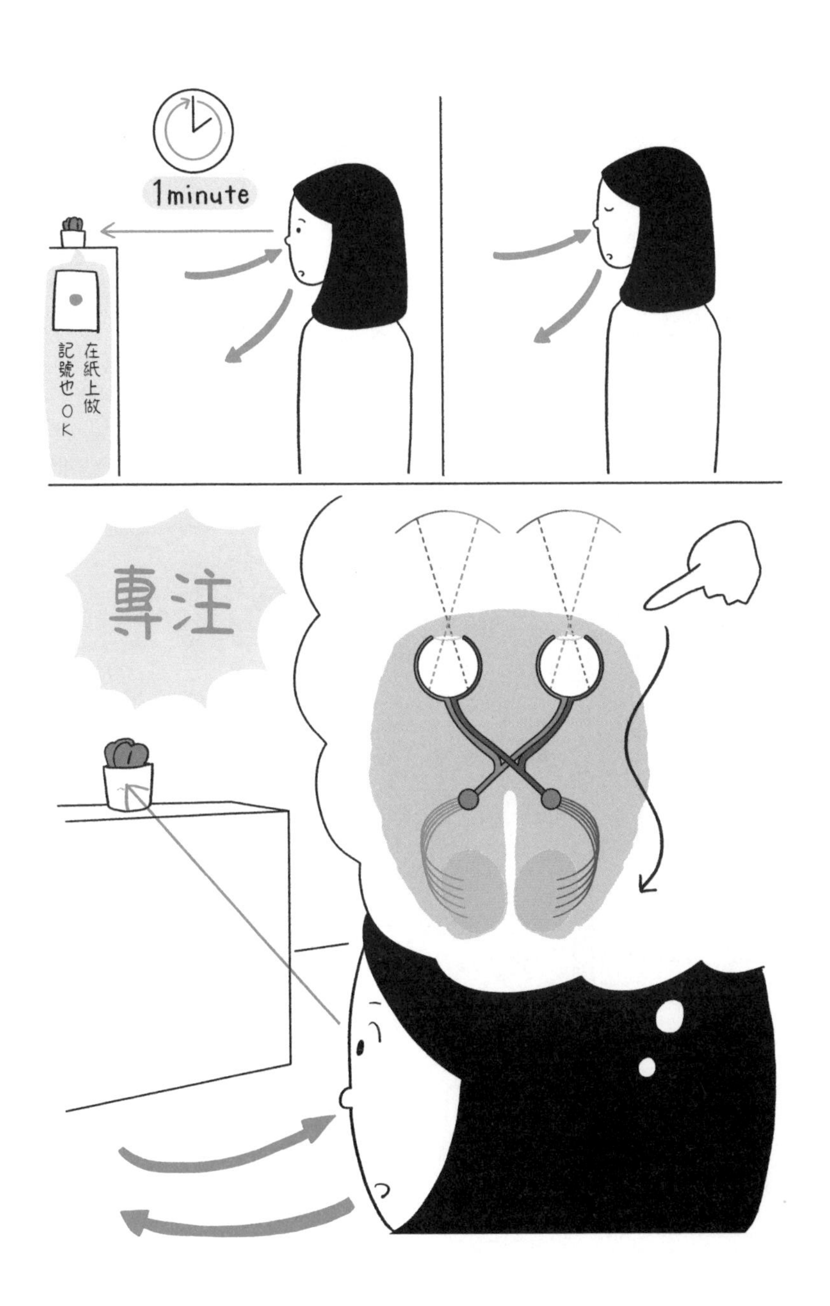
1minute
在紙上做記號也OK
專注

【解說】

我每天的生活都過得非常忙碌。

就拿看診來說好了。來診所看診的患者有男女老幼、形形色色的人。經常才剛看完5歲孩子的大腦，接著馬上又要分析80歲長者的大腦，而且診斷每一個人都要花上相當長的時間。

之後，我還要接受電視或雜誌的採訪、為經營者製作特別的腦部影像鑑定書等，持續處理好幾項不同的工作。

我之所以即便處於這種狀態，還是隨時能夠以「**新鮮狀態的大腦**」來面對接下來的工作，一切都是多虧了這個冥想法。因為不把前一份工作放下就無法專心做下一份工作，所以我總是會給自己一段「**重整的時間**」。

這裡所介紹的「注視一點」是很簡單的視覺冥想，卻因為只會使用到視覺腦區的一小部分，而能夠讓之前在激烈使用下過度運轉的腦區獲得休息。

休息可以讓大腦有機會進行重整，而透過重整，便能夠讓之前過度增加的腦部血流和血壓下降。

除此之外，我還有另一個重整開關，那就是「每天都會確認行程好幾次」。

我會親筆將今天一整天非做不可的事情寫在筆記本上。只要排定優先順序，然後條列式地寫下來就好。「親筆書寫」就已經是一種打開開關的行為，等到之後慢慢習慣了，就能夠在寫的時候也同時掌握行程和思考步驟，將大腦轉換成工作腦的模式。

然後，每次完成一項行程，我都會確認這份手寫筆記。透過頻繁地「用眼睛確認」來重整自己的大腦。同時，也將接下來預定要做的事情再次記入腦中，讓自己能夠更加專注在接下來的工作上，如此一來等到結束後，就能順暢地切換到下一步。

這雖然只是很簡單的一個舉動，不過做與不做之間有著很大的差別。我也有讓患者試著這麼做，結果他的表情明顯變得開朗，工作也慢慢地愈來愈順利了。

切換大腦的冥想④

慢慢地摩擦全身

冥想效果 打造「找回自己」的開關

當感覺自己的心快要迷失時，首先將全副意識放在自己身體的每個角落，好好地疼愛自己十分重要。因為如果不珍惜重視自己，就沒有餘力去善待他人。

【做法】

從頭到臉、眼睛、耳朵、脖子、手臂、手指、腹部周圍、大腿、小腿，甚至是每一根腳趾頭，請溫柔地撫摸摩擦自己全身上下每一吋肌膚。

摩擦時，請一邊緩慢地「拉長呼吸」（參考38～40頁）。

【重點】

閉上眼睛，**仔細地意識現在所觸碰的位置**，輕柔地摩擦。

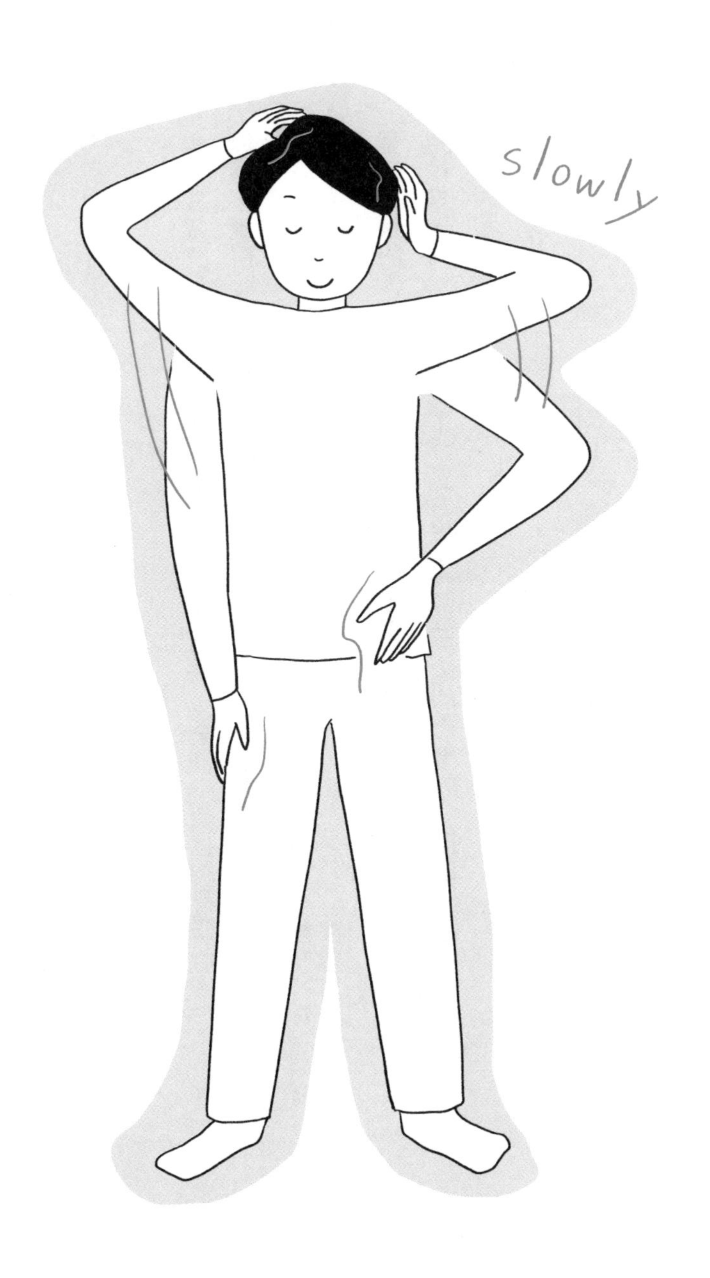
slowly

任誰都會有心情沮喪、意志消沉的時候。

這樣的情緒一旦增強，便會因為不想和人碰面而把自己封閉起來，或是陷入自責憂鬱的狀態中，不過我希望各位務必在走到那一步之前，試著做做看這個冥想。

人只要迷失自我、情緒低落，便會無法去意識、關注「自己的身體」。

渾然不覺自己的肩膀或腰部很僵硬，還繼續一再地勉強自己。甚至還會變得不在意自己的外表儀容，頂著一頭亂糟糟的頭髮，穿著皺巴巴的居家服去上班；嚴重的時候，還會對季節的轉換變得遲鈍。

對於這樣的人，我會希望他們先「**自己摩擦自己的身體**」。

這麼做，有一部分是為了讓包含思考腦區在內的額葉的負擔擴散開來，不過最主要的目的還是刺激大腦的感覺腦區。

感覺腦區位於運動腦區的正後方，掌管人的感受性和皮膚感覺。這個區域相當於是感情腦區的入口，因此刺激這裡會幫助人意識到自己的感情，說得簡單一點就是「**回神**」。

說起來，人的大腦中最先發育的其實是運動腦區，以及作為感情腦區之一、與「皮膚感覺」有關的感覺腦區。

人從漂浮在母親體內的羊水中起，皮膚感覺便會開始發展，誕生在外面的世界之後，則會因為接觸到空氣、感受到風和重力，使得皮膚感覺進一步受到刺激。既然承受了重力，抗重力肌理所當然就會開始運作，而我們也因此終於察覺到自己的身體很重。

長大後隨著其他腦區變得發達，那樣的感覺會開始變得薄弱。我們不再去意識自己的體重、平衡和重心，跟著感覺也漸漸變得遲鈍，很少去注意自己這個人本身。

於是，**隨著皮膚感覺弱化，就連感情也變得遲鈍**。

現代人工作忙碌，很少有機會能夠做回自己。不過忙碌歸忙碌，還是請各位偶爾將意識放在「自己的身體」上。光是「自己摩擦自己的身體」，就能夠刺激感覺腦區，讓身而為人活著的感覺和體感變得清晰。

一旦習慣將意識放在自己身上，之前沒有察覺的身體僵硬、疼痛自然不用說，就連異樣的不適症狀也能注意到。除了身體的健康，想必也會開始在意失智症等大腦的健康問題吧。

「感覺開關」和感情腦區有著密切關係，啟動這個開關可以輕易調整好心情，舒緩原本僵化的思考腦區，對於事物的感受方式、理解方式、思考角度等自然也會有所改變，因此對於重整大腦可以說十分有效。

切換大腦的冥想⑤
讓「運動腦區」運轉的動作
冥想效果
打造「平息煩躁情緒的開關」

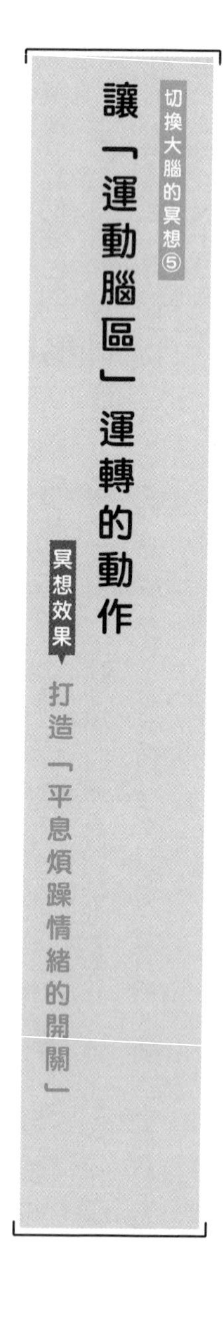

人在生氣、煩躁的時候，經常會遷怒他人或是拚命鑽牛角尖，很難去控制自己的情緒。想要避免那種情況，唯一的方法就是讓和怒氣毫無關聯的腦區活動起來。

【做法】

・盡量大幅度地擺動手腳「跳步」。
・閉上雙眼，左右各「單腳站立」30秒。

【重點】

單腳站立時，要從頭頂到腳底板，意識到自己的全身。這也是幫助自己持續站直的祕訣。

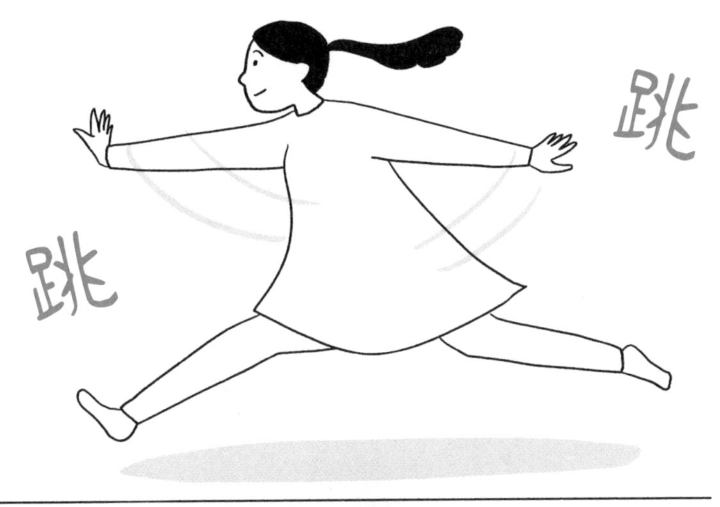
跳
跳

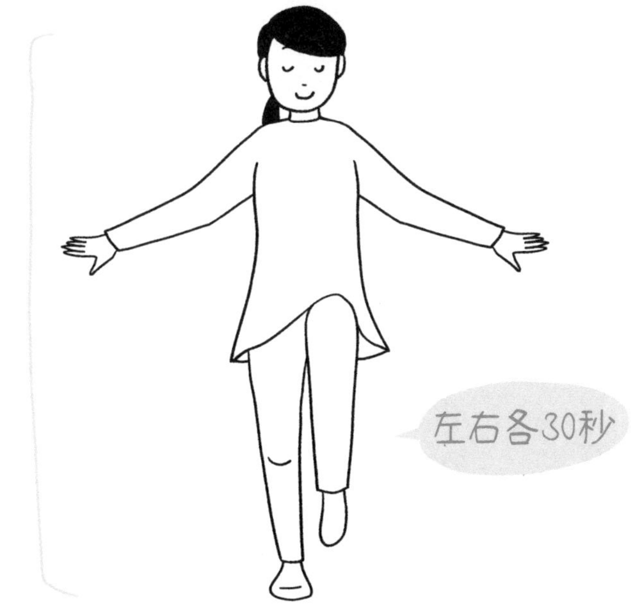
從頭到腳，意識全身！
左右各30秒

【解說】

人在生氣或煩躁時，思考腦區和感情腦區通常都處於混亂的狀態。

憤怒的情緒一旦和思考腦區連在一起，人就會開始想一些根本沒必要去想的事情，讓自己深陷其中；感情腦區一旦充滿了憤怒，理性便會失去作用，變得只會一味地討厭對方，或是脫口說出不該說的話。

為了避免這種情況發生，我們就來讓運動腦區運作起來吧。

製造出煩躁和怒氣的感情腦區，就位在離運動腦區很近的位置。所以只要專注地使用運動腦區，感情腦區的運作便會受限，進而能夠抑制煩躁和怒氣。

跳步是使用運動腦區的其中一個例子。除此之外，像是做有氧運動來活動身體，或是運用雙手下廚等，都可以有效使用到運動腦區。

另外，也請試著做出展開雙手、仰望上方的動作（參考47頁）。這麼一來，你的怒氣一定會平息下來喔。

順帶一提，即便開啟了這個開關，生氣的「原因」還是沒有獲得解決，所以這時就需要另一項對策。

比方說，「**物理性地遠離原因**」這個方法就很有效果。

把生氣的原因視為「物品」，藏在看不見的地方。舉例來說，像是不在眼前擺放任何和怒氣有關的東西，收進箱子蓋上蓋子，然後藏到櫃子裡等。這個方法也適用於89～92頁介紹過的「不再被討厭的記憶所擺布的冥想法」。

另外，「**和生氣的原因保持距離，拖延時間**」也很有效。

人在生氣時，血液會大量地流入腦中，也就是所謂「血氣直衝腦門的狀態」。但是，儘管大腦的血流增加了，神經細胞卻不會因此順暢地運作，大腦反而還會停止運轉。生氣就是血液直衝大腦，大腦卻沒在運作的沒效率活動狀態。

一般而言，血流即便增加也會在數秒內減少，可是和憤怒、煩躁等情緒相關的感情腦區，血流卻是一旦增加便會遲遲不減，有時甚至超過一小時也不會復原。由於增加的狀態一直持續，因此在某種程度上需要拖延時間直到血流量減少。

建議最好等到怒氣散去之後，再把那個問題拿出思考。這樣才能發現之前沒有注意到的部分，或是換一個角度去思考問題。

終章

腦科學式冥想是不需服藥的治療法

活用腦區的「冥想」治療

因看過上萬人的大腦而誕生的冥想法

我在診所裡採用了之前所介紹的「腦科學式冥想」，來作為腦神經內科的治療方法。在診所，我們首先會替前來看診的患者拍攝「腦部影像」。透過觀察「腦部影像」來判讀大腦的特徵和使用方法，能夠清楚了解那個人的個性、煩惱等連本人也沒注意到的「大腦的習慣」，而這些是光憑問診和診察絕對無法得知的。

來看診的每一位患者都有著各式各樣的煩惱。

好幾年都無法踏出家門、與世隔絕的中年男性。不去上學的女孩。不了解部下心情的大企業老闆。沒辦法展露笑容的小男孩。想要停止外遇卻做不到的女性。想要挖掘自己的潛力好運用在工作上的大學生……各種人都有。

有的人是為了解決煩惱而主動前來，也有的人是本來就有在看精神科或身心科，但病情卻始終不見好轉，於是被擔心的家人帶來看診。

還有的人是為了讓事業成功，於是抱著想要提升企劃能力、提升溝通能力的目的而來。

無論目的為何，每一位患者心中都懷著「想要讓自己的人生更美好」、「想要過得更幸福」的願望。

而我因應腦部影像的診斷結果，分別從8大腦區中選擇出來請患者實踐，結果每個人都感覺確實有效的大腦強化法，就是「腦科學式冥想」。

我先讓患者了解自己的大腦，之後再配合每一個人的大腦個性及需要強化的腦區，指導患者合適的冥想法。實際上，每位患者在直接接觸自己的大腦後，都經由選擇性地強化腦區顯現出各式各樣的「變化」。

像是心中的煩惱消失、壓力減輕、日常生活獲得大幅改善、變得能夠享受人生等，就近見到發生在許多人身上的「改變」，讓我深深感受到「**腦科學式冥想是不需服藥的治療法**」。

精神狀態不穩定的女性社長

我來介紹一位患者的事例吧。

那位患者是一名底下員工多達兩百人的公司代表。由於身為需要和許多人往來的社長，她必須抱著堅定的自我意志，以身作則地教育員工。

熱愛工作的她，無論是對員工還是客戶，都有著「容易尊重他人意見」的習慣。不管人家說什麼，她都會照單全收，結果到最後就愈來愈搞不清楚什麼對自己才是真實的。

每次她來診所時，不只是臉上的表情不一樣，對於事情的想法和精神狀態也都截然不同。由於她無法控制自己，以致心裡產生壓力，情緒也變得很不穩定。

從這位社長的「腦部影像」中，可以很明顯地看出她的「**右腦和左腦失衡**」。

其實，右腦和左腦的性質本來就不同。簡單來說，「**右腦是面對他人**」、「**左腦是面對自己**」。

以這位社長的情況來說，她有著過度在意他人情感、以使用右腦為主的傾向，因此才會無法與自己的心情達成平衡，導致出現這種症狀。

為了矯正這一點，我首先請她進行「對自己產生自信的冥想」（第2章）。

另外，因為從社長的大腦可以看出她有「容易煩惱的習慣」，所以我也讓她一併進行煩惱時將大腦從煩惱中解放的「重整大腦」的冥想（參考148～151頁）。

結果，從前態度反覆、精神狀態不穩定的她，情緒漸漸變得平穩下來。之後又過了一段時間，她便能夠以穩定的精神狀態巧妙帶領公司，而公司的業績也因此有了顯著的成長。

會突然大吼大叫的優秀男高中生

接下來再介紹另一個男高中生的事例。

他是一名在校成績總是名列前茅的優秀男孩。親子之間的關係良好，之前也從沒發生過什麼大問題。

可是從某天開始，他的情緒卻突然變得很浮躁，然後就漸漸地開始會大喊「白痴！」、「去死！」之類的話。

覺得孩子很不對勁的母親帶他來我的診所，當時的他確實處於心神不寧、呼吸非常淺的狀態。不僅腹部無力，還給人一種心不在焉的印象。

從他的腦部影像來看，他的大腦的「聽力」非常發達。從大腦的聽覺腦區十分發達這一點，可以看出在學校上課對他來說並不辛苦。因為上課時幾乎都是在聽老師說話，所以對不擅長聽人說話的人而言，要坐著聽課是一件很辛苦的事情。

從這一點，可以得知他是「對環境音極度敏感」的人。

「最近他的生活周遭是否有出現變化呢？不論是什麼樣的小事都可以提出來。」我這麼詢問他的母親。「雖然不曉得跟這件事有沒有關係……」結果他母親告訴我，最近他們家附近在進行道路施工。

性情大變的原因就是「**噪音**」。

腦內的聽覺腦區的神經細胞頻繁地受到外界的強烈刺激，使得大腦失去平衡，而這正是令他行為出現異常的最大原因。

於是，我一開始請他從「拉長呼吸」（38～40頁）開始做起。讓他透過緩慢深長的呼吸，去意識、關注自己的內在。

雖然只是請他有意識地改變呼吸方式，不過這個做法似乎對於本來一直注意外界的他效果顯著，後來他母親告訴我「他從那天起就不再大吼大叫了」。

「有意識的呼吸」可以透過自己控制大腦的使用方式辦到，在腦科學式冥想中是非常有效的做法。

以上介紹的兩個事例如果是去看精神科或身心科，也許會被貼上得了某種疾病的標籤吧。

但是在我看來，真正的問題在於「沒有好好地使用大腦」，「大腦的使用方法」才是解決問題的線索所在。

失去「視覺力」的小男孩

根據截至目前為止的研究，我得到一個關於「視覺腦區」的結論。那就是人如果無法使用視覺腦區，「心就會生病」。

憂鬱症、足不出戶、失眠、心情煩躁、不安等，在我的診所裡，有許多人都有著精神方面的煩惱。

而那些人的視覺腦區的枝狀往往都發育不成熟。當我在問診時，經常會發現他們的眼睛幾乎什麼都沒在看。不，或許應該說是看不見才對。

過去在我的患者之中，有一位沒辦法展露笑容的小男孩。

當初見到他時，他就像是忘了喜怒哀樂所有的感情一般面無表情，始終處於凝視前方的狀態，眼球完全動也不動。

看了他的大腦ＭＲＩ造影之後，果真如我所料，他的視覺腦區處於無法使用的狀態。

他的眼睛什麼也看不見。當然，他的視力本身並沒有問題，但卻只是把景色映在眼球上，而無法加以理解、記憶，也無法對其產生情感。

那麼，為什麼他會無法使用視覺腦區呢？

人一旦受到煩惱支配，便會使用思考腦區和感情腦區。在一般正常情況下，我們會使用運動腦區或傳達腦區，來讓腦區有彈性地活動起來，可是陷入苦惱的人會變得一直使用同個腦區，並且無法改變這樣的狀態。

結果，因為活動視覺腦區的機會減少、視覺路徑變得荒廢不被使用，「視覺力」於是便跟著下降。

為了讓這位患者恢復視覺力，我請他進行第1章介紹過的冥想法。不用說，他的狀況後來當然是改善了。

「腦科學式冥想」的3大效果

實際上，來到我診所的患者們全都產生了各種改變。

先前描述的只是其中一例，其他像是：原本一步也離不開家門的人變得敢出門了、易怒的人情緒變得平穩、本來面無表情的人開始能夠展露笑容……大家都有了顯而易見的變化。

是不是很令人不敢置信呢？不過，這些變化確實有著腦科學方面的理由。

效果① 大腦的「枝狀」成長

人的腦中有著由神經細胞密集形成的「皮質」，以及由神經纖維集結成束的「白質」。「皮質」是實際進行思考、處理資訊的地方。另一方面，「白質」則負責將皮質連結起來，也就是擔任傳輸帶的角色。

「皮質」發達的同時，「白質」的表面積也會跟著擴大成長。

請試著想像一棵樹。

因為「皮質」和「白質」的成長，和樹木生長延展的樣子很相似，於是我將其稱為「**大腦的枝狀**」。

剛出生的嬰兒腦部幾乎看不見枝狀，不過隨著累積各種經驗和記憶，樹枝會不斷向外延伸。枝狀發育得愈茂盛，大腦就愈年輕、愈有活力。

腦科學式冥想會讓特定腦區的「枝狀」發育得又長又粗壯。不僅如此，還能夠從粗大的樹幹延伸出許多樹枝，讓大腦這棵樹木變得巨大。

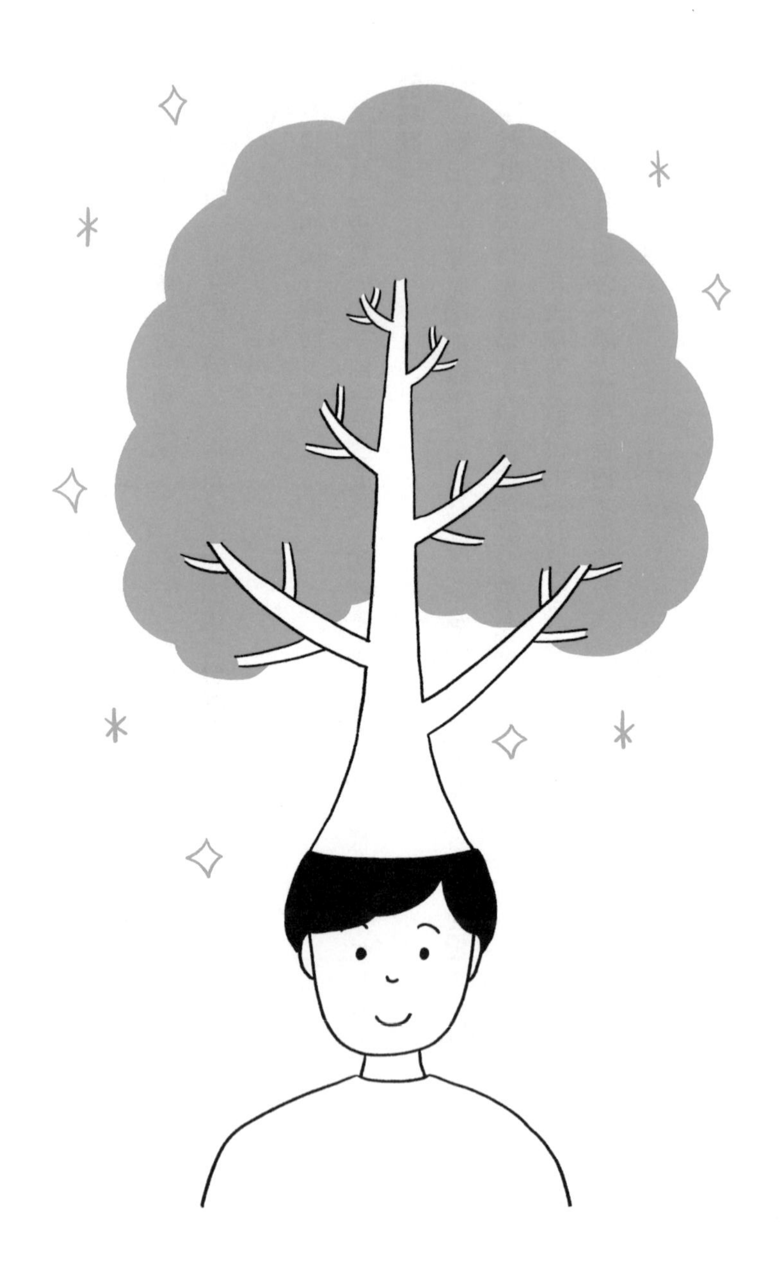

效果② 活化「不成熟的神經細胞」

所有人的大腦中都有許多「不成熟的神經細胞」。人的大腦中存在著超過1000億個神經細胞，然而我們平時能夠使用的卻只占了其中不到1%。剩下的神經細胞沒有被好好利用，可以說處於被放著不管的狀態。

我將那些未被使用的神經細胞稱為「潛力細胞」，因為它們蘊藏著只要善加運用便「有望成長」的可能性。

腦科學式冥想會**給予「潛力細胞」刺激**。藉由給予刺激，讓明明存在於大腦之中，卻未被使用、沒有機會大顯身手的神經細胞醒來。

各位應該可以輕易想像得到，只是單純地讓之前未被使用的神經細胞開始工作，就會變得能夠做到以前辦不到的事，或是理解事物的方式改變了吧？

讓「大腦的枝狀」茂盛地延展，並且為「不成熟的神經細胞」注入生命。

於是，大腦因此有了明確的改變。當然，在大腦改變的同時，你本身也會變得和以往有所不同。

效果③ 「枝狀」的平衡變好

腦科學式冥想所著重的重點，是「均衡地培育」大腦這棵樹木。

人的枝狀延展生長得愈平衡，人生就會過得愈順心如意。但很遺憾的是，多數人的枝狀都發展失衡，也就是處於大腦扭曲的狀態。

每個人都有自己發育良好和不良的腦區。發育良好的腦區不僅神經細胞成熟，枝狀也會長得非常茂盛。

相反地，發育不良的腦區則是神經細胞不成熟，枝狀也會顯得稀稀落落。你「想變成那樣」、「想成為這樣」的煩惱，正是因為不成熟的大腦枝狀所產生出來的問題。

枝狀發育愈失衡的人，就愈容易煩惱、受苦、迷失自我。如果想要改變那樣的自己，就要調整「大腦枝狀」的平衡，而活用腦區的冥想法能夠做到這一點。

大腦一生都會不斷成長

我們從出生到現在，都沒有學過如何「使用大腦」。

明明每個人都擁有「大腦」這個珍貴的「寶物」，卻不知道要如何使用，這是一件非常可惜的事情。

我認為，學校應該要教導學生大腦的使用方法及大腦的本質。大腦感受性強的孩子只要稍微學會如何使用大腦，就不會因為拿自己和別人比較而感到自卑，也能夠抑制不知如何自處、容易發怒的狀況產生。

人之所以會不知如何自處，是因為「大腦正處於成長的過程中」。容易發怒則是因為腦中的資訊不足，所以「無法理解」。若是能夠了解這些「大腦的機制」，一一釐清自己的行為和情緒，想必就不會像青春期那樣情緒失控，也有助於化解自己心中的鬱悶不快。

屆時，無論是過度煩惱人際關係、工作不順，還是心緒不寧、不知所措的問題，都將全部獲得解決。

事實上，我在長年實踐活用腦區的冥想法之後，如今已完全不再有那種焦慮的情緒了。

每個人的大腦時時刻刻都希望「被使用」。大腦從我們出生的那一刻起，便為了「成長」做好準備，一直在等待那瞬間的到來。

而我們在透過名為ＭＲＩ的最先進醫療技術與大腦接觸時，才能夠真實聽見（看見）大腦的心聲。

在我看過的「腦部影像」中，雖然也有人的大腦患有疾病，不過隨著進行「腦科學式冥想」等各種治療，他們的大腦明顯開始有了轉變，並且持續地成長。

每當親眼目睹那樣的「變化」，我便再次確信人的大腦是真的希望被使用、真的希望有所成長。

每個人都擁有「大腦」這個厲害的道具可以去享受人生。

希望各位都能藉由「腦科學式冥想」，徹底活用8大腦區，體驗自己大腦無限的可能性。

我相信，那一定能夠為你的人生帶來全新的喜悅。

結語

非常感謝各位讀到最後。

我提筆寫下這本書，是在整個世界因新冠病毒而驟變的2022年。想必應該有許多人，因為被迫改變既有的生活模式、需要重新審視工作方式等，而生活在對未來的不安感之中吧。

和多數人一樣，我的工作也受到了各式各樣的限制。

一切都變得很難按照往常的方式進行。不但進行遠端會議、演講、採訪的次數增加了，連以前每天都會去三間咖啡店的習慣也被迫中止超過一年，生活節奏和日常行動全都產生了變化。

新冠疫情下的去年春天。那是發生在我對某間一流企業的員工進行線上教學時的事情。由於突然被迫居家辦公，從未有過這種經驗的大家似乎都承受了相當大的壓力。

於是我告訴他們本書第4章的內容，也就是「大腦裡面有開關，並且可以有意識地切換開啟和關閉」這件事。

每天都去公司上班和遠距工作最大的不同在於，後者極少有機會可以進行「大腦的開關切換」。

因此，我告訴他們自己刻意切換大腦開關的必要性，並且傳授了切換的方法。結果，聽說後來員工們的工作效率提升，也順利地收穫了成果。

儘管社會和大環境有了巨大的改變，我本身卻幾乎沒有感受到多餘的壓力。

我想，這應該是託我至今實行了幾十年的「腦科學式冥想」的福吧。

腦科學式冥想幫助我一面正確掌握眼前危機的狀況，一面思考自己能做什麼、什麼樣的方式可以完成工作。讓我能夠切換大腦，不是為自己辦不到的事情唉聲嘆氣，而是從自己所能做的事情中找出樂趣。

另外，當我需要讓心情恢復平靜時，我經常會念誦「般若心經」。

「佛說　摩訶　般若　波羅蜜多　心經……」像這樣發出聲音慢慢地念誦。

因為一個人喃喃自語會嚇到周圍的人，所以我會在獨自散步時，或是泡澡的時候念誦。這個方法從腦科學的角度來看也十分有效。

時時陪伴我、改變我的冥想，是我人生中不可或缺的良伴。

如果能夠隨心所欲地控制大腦，困境將不再是困境，原本看似死路的道路也會繼續開展下去。即便有一堵牆擋在面前，也能夠正面積極地告訴自己要努力克服。

但願本書能夠對各位讀者的人生帶來幫助。

加藤PLATINA CLINIC院長，腦神經內科醫師

加藤俊德

加藤俊德

腦神經內科醫師，醫學博士，加藤PLATINA CLINIC院長，株式會社大腦學校負責人，昭和大學客座教授，發達腦科學、MRI腦部影像診斷專家，腦區鍛練的提倡者。

自幼便對精神統一深感興趣，14歲時為了尋找「鍛鍊大腦的方法」而決定就讀醫學院。1991年，發現目前全世界有超過700間設施都在使用的腦部活動計測fNIRS（功能性近紅外光譜）法。1995年到2001年，在美國明尼蘇達大學放射科從事阿茲海默症和MRI腦部影像的研究。發現ADHD注意力不足過動症、溝通障礙等與發育障礙有關的「海馬迴遲滯症」。回到日本後，利用他獨自開發的加藤式MRI腦部影像診斷法，診斷、治療上萬名從兒童到超高齡者的病患。在慶應義塾大學、東京大學等處從事大腦研究，創辦「大腦學校」。目前開設「加藤PLATINA CLINIC」，利用獨自開發的加藤式MRI腦部影像診斷法，診斷大腦的成長階段、發育良好與發育不良的腦區，開立不單單依賴藥物的大腦鍛鍊處方。

著有《66妙招，輕鬆練出好腦力》（天下文化）、《房間與大腦都煥然一新！整理腦》（暫譯，自由國民社）、《想遠離煩惱就要先管住你的腦》（台灣東販）、《左撇子的隱形優勢》（如何）、《最強的行走腦》（暫譯，時事通信出版局）等多本著作。

加藤PLATINA CLINIC　https://www.nobanchi.com
大腦學校　https://www.nonogakko.com

日文版工作人員

裝幀　萩原弦一郎（256）
插畫　ヤマサキミノリ
排版　髙本和希（天龍社）
構成　葛山あかね
協力　米谷浩子
校閱　株式会社鷗来堂
編輯　桑島曉子（サンマーク出版）

國家圖書館出版品預行編目(CIP)資料

超實踐!大腦意識訓練：科學式冥想打開你的潛能開關,戰勝煩惱、提升自信&適應力!/加藤俊德著；曹茹蘋譯.
-- 初版. -- 臺北市：臺灣東販股份有限公司, 2022.09
180面；14.7×21公分
譯自：名医が実践する脳が変わる超・瞑想
ISBN 978-626-329-415-8(平裝)

1.CST: 健腦法

411.19　　111012003

MEII GA JISSENSURU NOU GA KAWARU CHO・MEISOU

Originally published in Japan in 2022 by Sunmark Publishing, Inc.,TOKYO.
Traditional Chinese Characters translation rights arranged with Sunmark Publishing, Inc.,TOKYO through TOHAN CORPORATION, TOKYO.

超實踐！大腦意識訓練
科學式冥想打開你的潛能開關，戰勝煩惱、提升自信＆適應力！

2022年9月1日初版第一刷發行

作　　者　加藤俊德
譯　　者　曹茹蘋
編　　輯　曾羽辰
特約美編　鄭佳容
發 行 人　南部裕
發 行 所　台灣東販股份有限公司
　　　　　＜地址＞台北市南京東路4段130號2F-1
　　　　　＜電話＞(02)2577-8878
　　　　　＜傳真＞(02)2577-8896
　　　　　＜網址＞http://www.tohan.com.tw
郵撥帳號　1405049-4
法律顧問　蕭雄淋律師
總 經 銷　聯合發行股份有限公司
　　　　　＜電話＞(02)2917-8022